언어치료 전문가가 알려 주는

치매 환자와 보호자를 위한 대화법

Communication Skills for Dementia Caregivers

언어를 잃어 가는 과정 속에서도

'마음'은 여전히 남아 있다는 사실을 잊지 않도록

목차

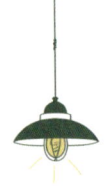

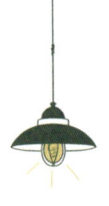

언어치료 전문가가 알려 주는

치매 환자와 보호자를 위한
대화법

Communication Skills for Dementia Caregivers

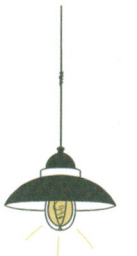

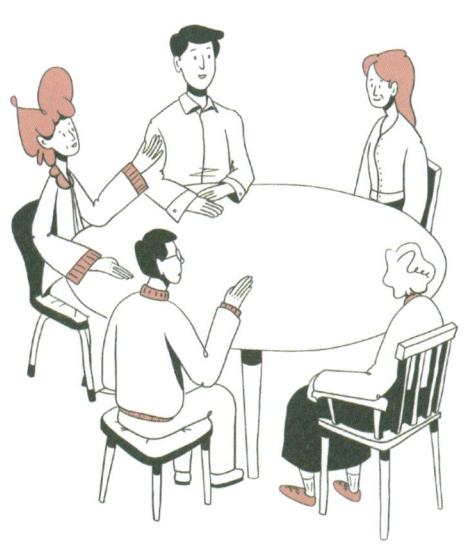

세웅

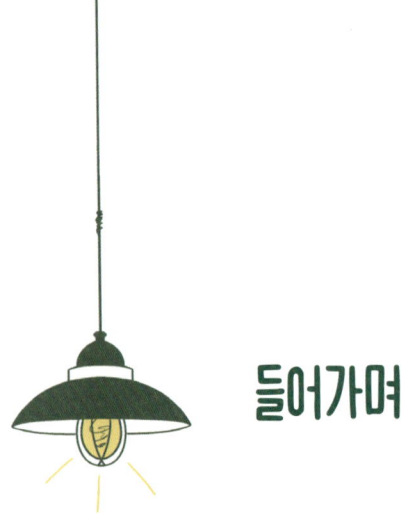

들어가며

이 책은 치매 환자와 보호자 사이의 '소통'에 관한 질문에서 시작되었습니다. 단어를 잊어버리는 어르신, 질문에 대답하지 못하는 부모님, 말수가 점점 줄어드는 환자들, 그리고 그 앞에서 당황하고 속상해하며 결국 말을 포기하게 되는 보호자들.

"치매가 오면 우리는 더 이상 대화할 수 없는 걸까?"
"무슨 말을 해야 서로 마음이 다치지 않을까?"

이 질문에 대한 답을 찾고자, 언어치료의 관점에서 치매를 다시 들여다보았습니다. 치매는 단지 기억력이 약해지는 병이 아니라, 말하기와 이해, 표현과 반응, 관계의 흐름이 점차 흐려지는 등 언어적 측면에서 뚜렷한 변화가 나타나는 인지질환이기도 합니다.

그러나 지금까지 치매의 언어 변화는 충분히 다뤄지지 않았습니다. 간호학이나 심리학에서는 돌봄과 감정에 주목하지만, 이 책은 '언어와 소통' 그 자체에 중심을 두고 치매를 설명합니다.

언어는 뇌 인지 변화의 신호를 가장 먼저 알아챌 수 있는 지표 중 하나입니다. 치매의 종류와 진행 단계에 따라 말하기 방식이 어떻게 달라지는지, 환자의 한 마디 속에 어떤 뇌 기능의 변화가 숨어 있는지, 기억력 · 주의력 · 집행기능의 저하가 어떻게 말의 흐름을 끊고, 단어 선택을 어렵게 하며, 대화를 오해로 이끄는지를 언어치료학의 시각에서 구체적으로 풀어 보았습니다.

이 책은 치매 환자의 언어소통 변화를 정리하고, 현장에서 바로 적용할 수 있도록 실용적인 전략과 예시를 담았습니다. 그리고 환자의 말 속에 담긴 신호를 어떻게 읽고, 어떤 방식의 반응이 더 편안하게 다가갈 수 있는지도 안내합니다.

이 책은 실제 돌봄 현장에서 마주하는 언어소통의 어려움을 하나하

나 정리하고, 그 과정에서 개발된 언어소통 교육 프로그램을 바탕으로
구성되었습니다. 단순한 말하기 요령을 제시하는 것이 아니라, 질환의
특성과 진행에 따라 언어적 특성이 어떻게 나타나는지, 그것이 소통과
관계에 어떤 의미를 가지는지를 짚어 봅니다. 그리고 무엇보다, 언어
를 잃어가는 과정 속에서도 '마음'은 여전히 남아 있다는 사실을 잊지
않도록 돕고자 합니다.

돌봄의 언어는 '기능'이 아니라 '관계'를 위한 것이며, 서툰 말들 속에
도 서로를 향한 연결은 계속될 수 있습니다.

 이 책을 통해 환자의 말과 행동 속에 담긴 메시지를 조금 더 분명히
이해하고, 답답함 대신 공감으로, 혼란 대신 따뜻한 반응으로 이어지
는 대화가 더 많아지기를 바랍니다.

"소통은 끝까지 가능합니다."
그 믿음이 여러분에게도 위로와 힘이 되기를 바랍니다.

1장

치매란?

치매란?

"지금부터 1분 동안
떠오르는 동물 이름을 최대한 많이 말씀해 보세요."

이 간단한 과제는 제한된 시간 안에 특정 범주의 단어를 얼마나 많이 떠올릴 수 있는지를 살펴보는 단어 유창성 검사입니다. 전두엽의 계획·조절 능력과 의미 기억, 그리고 언어 산출 기능이 동시에 필요하기 때문에, 짧은 검사만으로도 여러 인지 능력을 한눈에 확인할 수 있습니다.

연구에 따르면, 치매 환자들은 특히 동사와 같이 행동을 나타내는 단어를 떠올릴 때 큰 어려움을 보이는데, 이는 정상적인 노화나 경도인지장애(MCI)와 구별하는 데 유용한 실마리를 제공합니다.

검사 결과가 동일 연령대의 일반적인 수준보다 뚜렷하게 낮게 나타난다면 인지기능 저하를 의심해 볼 수 있으나, 어디까지나 간이 평가일 뿐이므로 정확한 진단을 위해서는 전문의 상담이 필수적입니다.

이번 1장에서는 이러한 변화를 큰 그림으로 살펴보고, 2장부터는 치매 가족과 편안하게 대화하기 위한 구체적인 소통 전략을 차근차근 알아보겠습니다.

01
기억력 저하와 기억력 장애

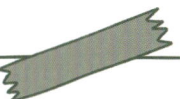

★ 정상 노인의 기억력 저하

- 경험한 것의 일부를 잊어버려요.
- 잊어버린 사실을 스스로 알아요.
- 일상생활에 지장이 없어요.
- 자연적인 노화 현상이 원인이에요.

★ 치매 노인의 기억력 장애

- 경험한 일에 관해 전체를 잊어버리기도 해요.
- 잊어버린 사실에 대해서 몰라요.
- 일상생활에 지장을 받아요.
- 언어 장애도 함께 나타나기도 해요.
- 기억력 장애가 점차 심해지면서 판단력도 저하돼요.

"단어나 문장을 떠올리지 못하는 것을 '기억력 장애'라고 생각하나요?

기억력 장애가 생기면 바로 치매로 이어질까요?"

기억력이 약해지는 것은 노화에 따른 자연스러운 변화로 볼 수 있습니다. 그러나 이것만으로 치매의 전조증상이라고 단정지을 수 없습니다.

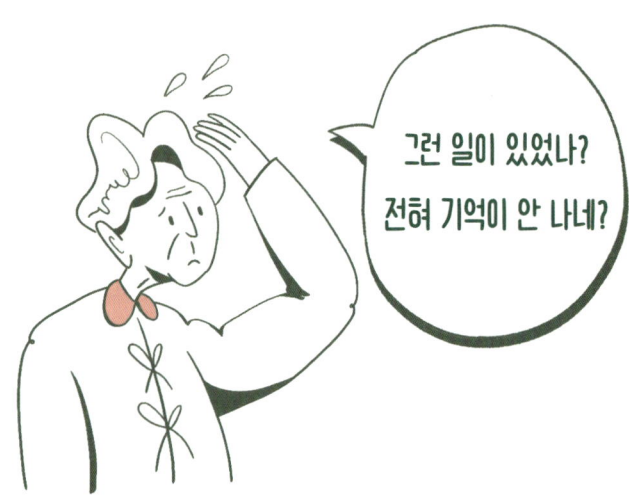

02
다양한 치매 증상

치매는 기억력뿐만 아니라 다양한 인지기능과 행동, 정서, 신체기능까지 광범위하게 영향을 미치는 질환입니다. **치매 환자에게 흔히 나타나는 대표적인 증상 여섯 가지**를 함께 살펴보겠습니다.

1. 기억력 저하

과거의 경험을 잊어버리거나, 최근에 있었던 일조차 기억하지 못해 같은 질문을 반복하거나 약속을 잊는 일이 자주 발생합니다. 잊은 사실에 대해 스스로 인식하지 못하는 경우가 많아 일상생활에 실질적인 지장이 초래됩니다.

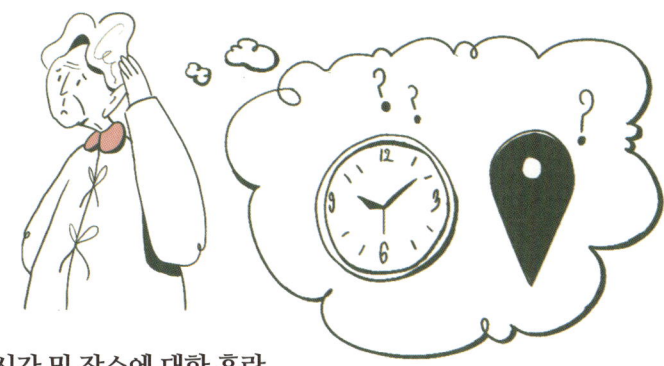

2. 시간 및 장소에 대한 혼란

지남력 손상으로 인해 오늘이 무슨 요일인지, 현재 있는 장소가 어디인지 혼란스러워하거나, 익숙한 길에서도 방향을 잃고 헤매는 경우가 있습니다. 특히 치매가 진행될수록 낯선 장소뿐 아니라 집 안에서도 길을 잃는 경우가 있습니다.

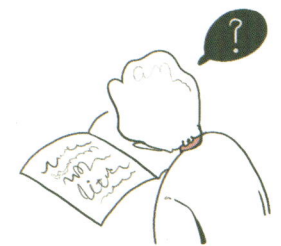

3. 언어 표현 및 이해의 어려움

단어가 기억이 안 나거나, 단어를 읽고 쓸 때 이해하기 어려워지는 경우입니다. 말을 하려는 단어가 떠오르지 않아 표현이 더뎌지고, 문장의 끝을 맺지 못하거나 말을 횡설수설하는 경우가 많습니다. 또한, 타인의 말을 정확히 이해하지 못해 엉뚱한 대답을 하거나 지시에 따르지 못하는 경우도 있습니다.

무기력　　　　우울증

불안　　　　　　　　　두려움

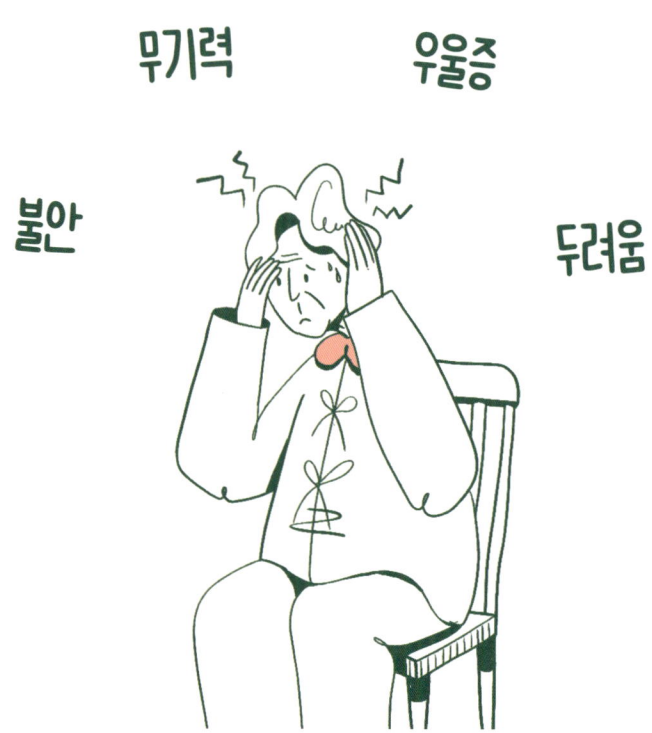

4. 우울증, 무기력, 불안 등 정서적 변화

치매 환자는 점점 자신을 잃어가는 느낌 속에서 무기력해지거나 우울 감을 겪고, 일상에 대한 흥미를 잃는 일이 흔합니다. 또한, 불안감이나 두려움으로 인해 사람을 피하거나 지나치게 의존적인 행동을 보이기 도 합니다.

5. 판단력 저하와 감정 조절 및 하던 일을 마무리하기 어려움

상황에 맞지 않는 말이나 행동을 하거나,
대화의 맥락을 이해하지 못해 부적절한 반
응을 보일 수 있습니다. 이로 인해 대인관
계에서 갈등이 발생하거나, 사소한 일에도
과도하게 흥분하거나 분노를 표출하는 일
이 생깁니다.

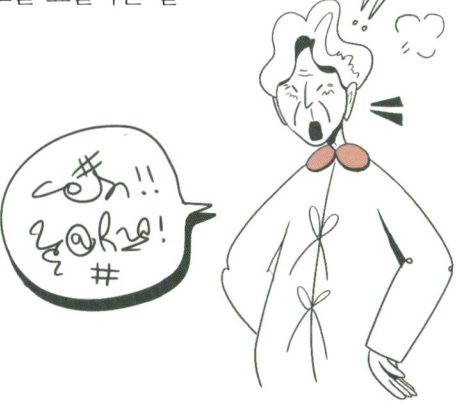

6. 반복적 행동 및 신체적 변화

같은 말을 반복하거나 손이나 옷깃을 계속 만지는 등 반복 행동이 증
가하며, 파킨슨병 치매나 루이소체 치매에서는 몸의 움직임이 느려지
고 경직되는 등의 신체 증상도 함께 나타날 수 있습니다. 이러한 변화
는 낙상의 위험을 높이고, 일상생활 수행 능력을 급격히 떨어뜨릴 수
있습니다.

03
다양한 치매의 유형

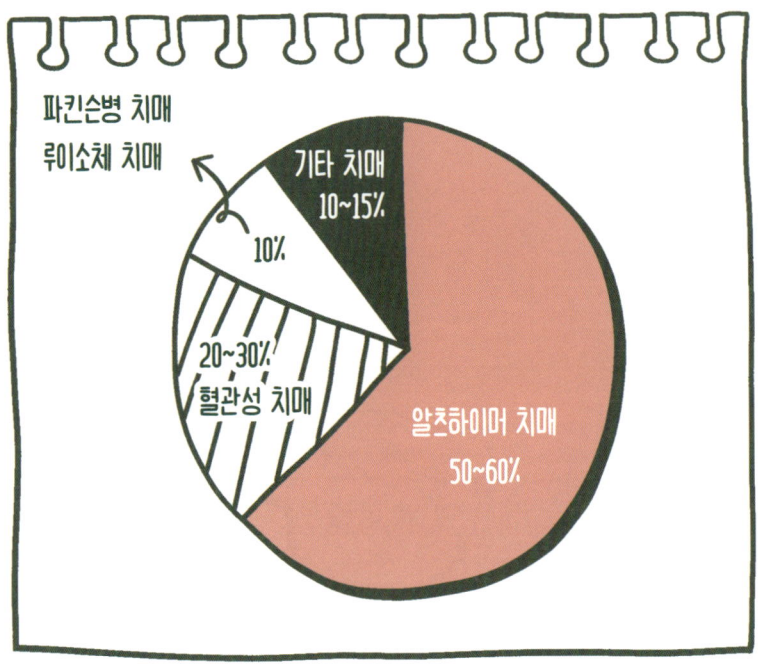

파킨슨병 치매
루이소체 치매

기타 치매
10~15%

10%

20~30%
혈관성 치매

알츠하이머 치매
50~60%

※ 그래프 출처_대한노인정신의학회

치매는 하나의 질병이 아니라, 여러 원인 질환에 의해 나타나는 '**증후군(syndrome)**'입니다. 다양한 뇌 질환이 치매를 유발할 수 있으며, 질환에 따라 초기 증상과 진행 양상, 의사소통 및 행동 특성도 다르게 나타납니다. 여기서는 대표적인 다섯 가지 치매 유형을 소개합니다.

1. 알츠하이머 치매

기억력 저하로 시작해 다양한 인지기능이 서서히 악화되는 가장 흔한 치매 유형(전체 치매의 약 50~60%)으로, 초기에는 단어 찾기 어려움과 말수 감소가 나타납니다.

2. 루이소체 치매

루이소체 단백질이 뇌에 축적되면서 발생하며, 인지기능이 들쑥날쑥하고, 환시(사람·동물 등의 환각), 파킨슨병과 유사한 증상이 동반됩니다.

3. 파킨슨병 치매

파킨슨병 진단을 받은 환자 중 약30~40%가 주로 말기에 파킨슨병 치매를 겪습니다. 파킨슨병의 증상이 먼저 나타난 뒤 인지 장애가 뒤따라 나타나며, 기억력과 집중력이 저하되고, 처리 속도가 느려지는 경향이 있습니다.

4. 혈관성 치매

뇌졸중이나 다발성 경색 등 뇌혈관 손상으로 발생하며, 증상이 갑자기 나타나거나 계단식으로 악화되는 양상을 보입니다. 주의력 저하, 느려진 반응 속도, 계획 실행 능력 저하가 특징입니다.

5. 전두측두엽 치매

비교적 젊은 연령대(50~60대)에 발병하며, 초기에는 기억력보다 성격 변화, 감정 조절의 어려움, 사회적으로 부적절한 행동이 두드러집니다. 언어 사용 방식의 변화나 공감 능력 상실도 주요 증상입니다.

04
치매 위험을 높이는 요인들

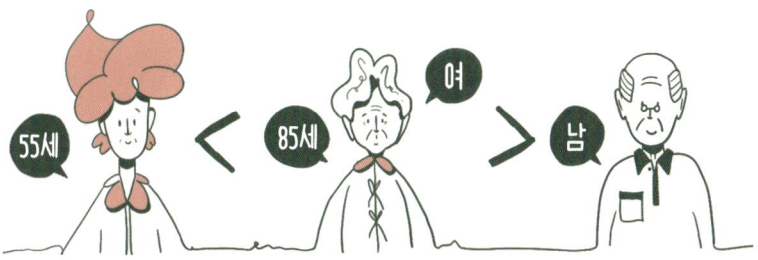

1. 연령과 성별 : 연령이 증가할수록 뇌의 구조적 변화와 혈관기능 저하 등이 누적되어 치매 발병 위험이 높아집니다. 특히 85세 이상 고령자의 약 30% 이상이 치매 증상을 경험하며, 연령이 가장 큰 위험 인자 중 하나로 간주됩니다. 또한, 여성은 남성보다 알츠하이머 치매에 걸릴 확률이 더 높으며, 이는 평균 기대수명 차이뿐 아니라 호르몬 변화(예: 폐경 이후 에스트로겐 감소)와도 관련이 있는 것으로 보고되고 있습니다.

2. 가족력 : 부모나 형제자매 등 직계 가족 중 치매 진단을 받은 사람이 있는 경우, 일반 사람들에 비해 2~4배 높은 치매 발병 위험을 가집니다. 특히 65세 이전에 발병하는 조기 발병형 알츠하이머병은 유전적 요인의 영향이 큽니다. 일반적인 후기 발병형에서도 특정 유전자(ApoE-ε4)를 가진 사람은 알츠하이머병 위험이 증가하는 것으로 알려져 있습니다.

3. 신체적·정신적 건강 상태

고혈압, 당뇨, 고지혈증, 심혈관 질환, 비만 등은 뇌로 가는 혈류를 방해하거나 혈관 손상을 유발해 혈관성 및 알츠하이머 치매의 위험을 높이는 요인입니다. 뇌 외상(외상성 뇌 손상) 역시 치매 발생 위험과 강하게 연관되어 있으며, 특히 반복적인 두부 손상은 퇴행성 신경 질환의 주요 위험 요인으로 보고되고 있습니다.

우울증은 독립적인 치매 위험 요인으로 작용할 수 있으며, 노년기 우울증은 종종 치매의 초기 증상과 혼동되기도 합니다. 또한, 수면무호흡증, 불면증과 같은 수면장애는 인지기능 저하 및 베타아밀로이드 침착과 관련이 있습니다.

4. 흡연과 음주

흡연은 혈관 내 기능과 산소 공급에 악영향을 미쳐 혈관성 치매의 위험을 증가시킵니다. 또한, 니코틴이 산화 스트레스와 염증 반응을 유발하여 뇌 조직에 손상을 줄 수 있습니다.

과도한 음주는 알코올성 치매를 유발할 수 있으며, 지속적인 과음이 알츠하이머병의 위험을 최대 4.4배까지 높인다고 보고된 바 있습니다.

5. 사회적 고립 및 낮은 사회적 활동

사회적 접촉이 적고 고립된 생활을 할 경우, 인지자극이 줄어들어 치매 위험이 증가합니다. 친구나 가족과의 교류 부족, 사회활동 감소는 우울증과 인지저하의 악순환을 유발할 수 있습니다.

6. 신체 활동 부족

규칙적인 유산소 운동 부족은 치매 발병과 관련된 대사성 질환(고혈압, 당뇨 등)의 위험을 증가시키며, 뇌혈류 감소로 이어질 수 있습니다.

7. 청각장애

최근 연구에 따르면, 잘 들리지 않는 상태에서 보청기를 사용하지 않을 경우 치매 위험이 높아진다고 합니다. 이는 청력이 떨어지면 대화와 외부 활동이 줄어들어 뇌가 덜 자극되고, 사람들과의 교류가 줄어 고립되기 쉬워지기 때문입니다.

8. 만성 스트레스

장기적인 스트레스는 뇌의 해마(기억을 담당하는 부위)를 위축시켜 기억력 저하를 유발할 수 있습니다.

개인마다 다른 진행 양상의 요인들

치매의 진행은 개인마다 다릅니다. 치매는 단순히 뇌의 질환만으로 설명되는 것이 아니라, 다양한 개인적·환경적 요인의 상호작용에 따라 증상과 경과가 달라질 수 있습니다. 따라서 환자 중심의 맞춤형 접근이 필요합니다. 개인마다 다른 치매 진행 요인에 대해 살펴보겠습니다.

1. 성격

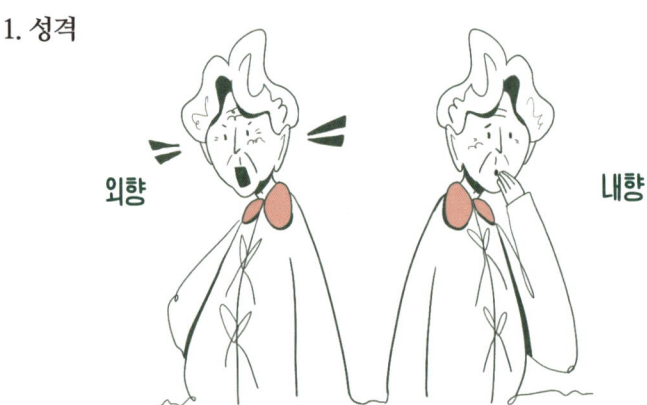

개인의 원래 성격은 치매 양상에 영향을 미치기도 합니다. 예를 들어, 원래 성격이 내성적이고 불안한 사람은 치매 증상으로 더 쉽게 우울해지거나 위축될 수 있습니다. 반면 외향적이고 활동적인 성향의 사람은 치매 증상을 더 늦게 알아차릴 수 있습니다. 따라서 개인의 성격마다 대처 방식이 다를 수 있습니다.

2. 경험, 환경

 삶의 경험과 현재의 생활 환경도 매우 중요한 요
인입니다. 정서적으로 안정된 환경, 사회적 지지,
익숙한 장소는 인지기능 유지에 도움이 됩니다.
반면, 낯선 환경이나 사회적 고립은 증상 악화를
촉진할 수 있습니다.

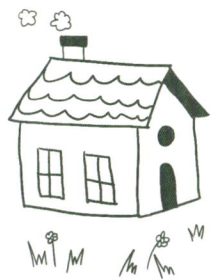

3. 뇌 손상

 과거에 외상성 뇌 손상, 뇌졸중, 또는 미세한 혈
관 손상 등이 있을 경우 치매 진행이 더욱 빠를
수 있습니다. 이런 요인은 알츠하이머 치매뿐만
아니라 혈관성 치매에도 큰 위험 요인입니다.

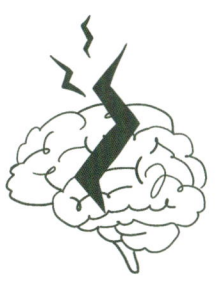

4. 건강

 기저 건강 상태가 치매 진행에 영향을 줍니다.
예를 들어 고혈압, 당뇨, 고지혈증, 심혈관 질환
이 있는 경우 뇌의 혈류와 기능에 영향을 미쳐 인
지 저하 속도가 빨라질 수 있습니다. 또한 신체
질환이 반복되면 인지기능 회복이 늦어지거나
퇴행이 가속화의 원인이 되기도 합니다.

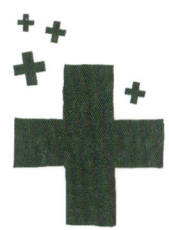

MEMO

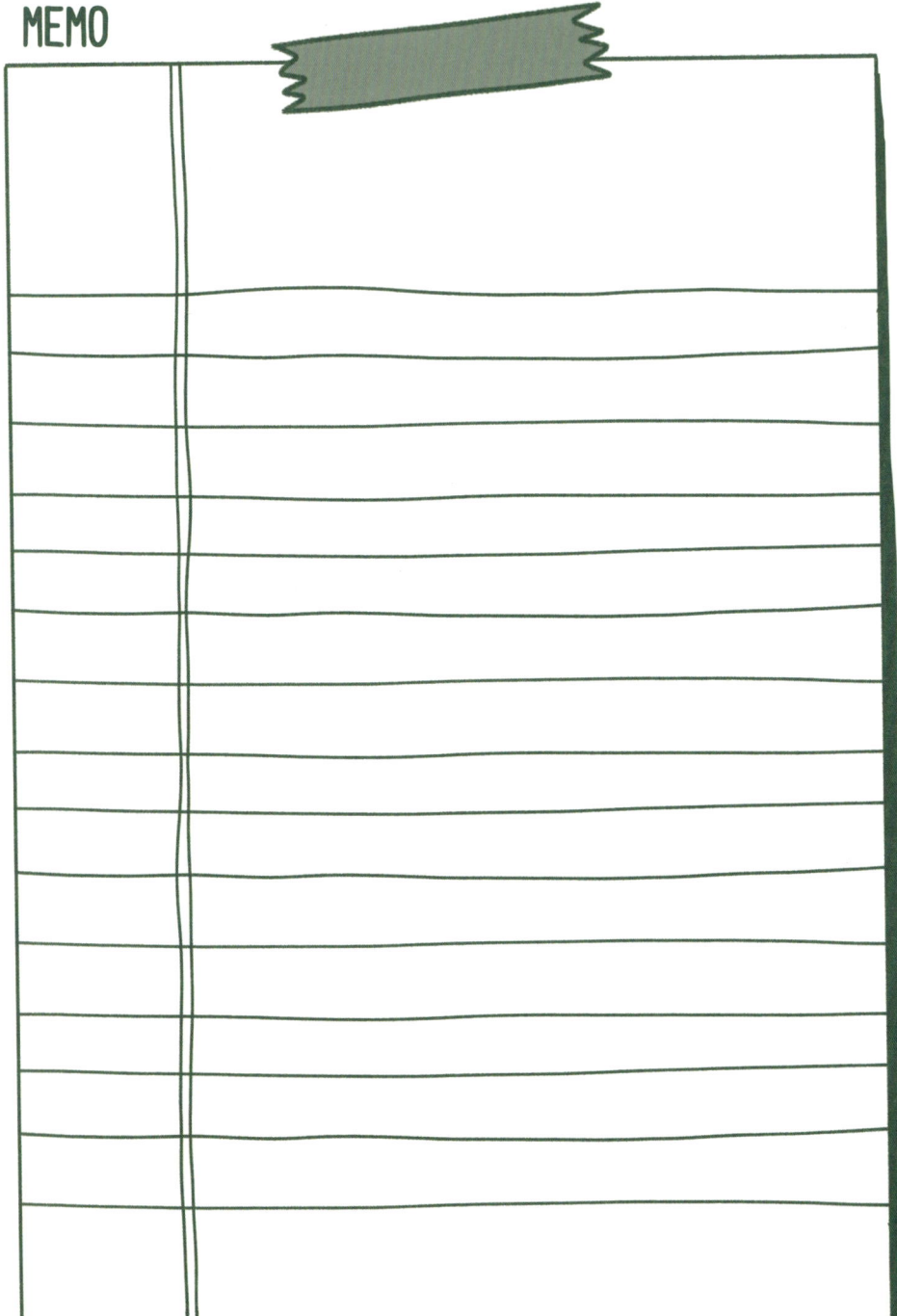

2 장

치매와 언어소통 장애

I - 언어소통 변화의 배경

　　앞 장에서 살펴보았듯이 치매는 단지 기억력 저하로만 설명하기는 어렵습니다. 사고력, 주의력, 판단력, 언어기능 등 여러 인지 영역이 함께 약화되어 환자의 일상생활과 소통 방식 전반에 영향을 미치게 됩니다.

　특히 언어소통은 말하기 기능을 넘어, 기억과 판단, 실행기능, 표현력 등 다양한 인지 능력이 복합적으로 필요한 과정입니다. 치매 환자의 언어소통 장애는 명확한 시작점 없이 점진적으로 진행되며, 초기에는 단어 선택이 어려워지거나 표현 속도가 느려지는 양상으로 나타납니다. 같은 말을 반복하거나 적절한 단어를 찾지 못하는 등 어려움이 심화되어 나타나고, 결국 말수가 줄거나 완전히 멈추는 시기에 이르기도 합니다.

　이번 장에서는 이러한 언어소통의 전반적 특성과 변화 양상을 살펴보며, 보호자로서 어떠한 변화를 민감하게 관찰하고 이해해야 하는지를 함께 생각해 봅시다.

01
치매와 언어소통

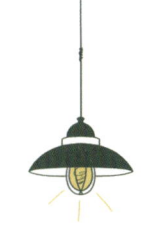

"의사소통 능력은 우리가 세상과 소통하고,

대화하고, 관계를 만들고,

사회에 참여할 수 있게 해 줍니다."

_ 엘워시(Elwash et al.)

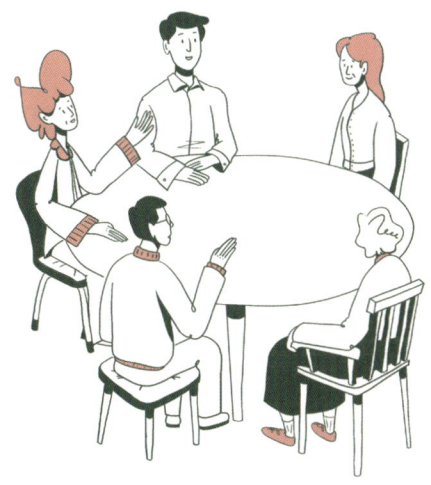

　　많은 치매 유형에서 빠르게 나타나는 증상 중 하나는 언어소통과 언어 능력의 감소입니다. 이런 변화로 인해 환자가 홀로 있기 어려워지고(독립성의 상실), 주 보호자에게 부담과 스트레스를 주는 주요 원인이 됩니다.

언어소통과 인지

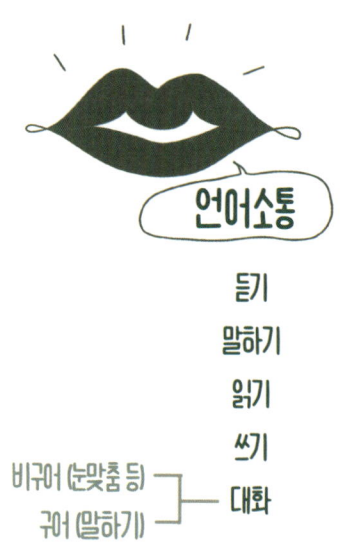

언어소통

듣기
말하기
읽기
쓰기
대화

비구어 (눈맞춤 등)
구어 (말하기)

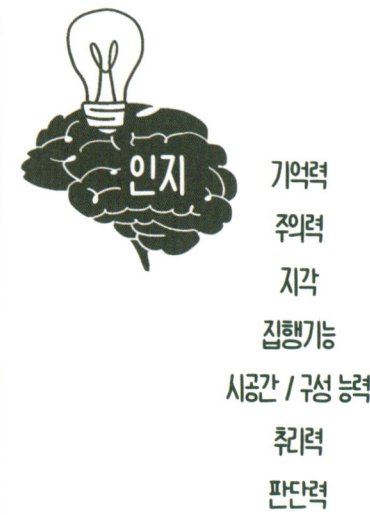

인지

기억력
주의력
지각
집행기능
시공간 / 구성 능력
추리력
판단력

'말하기'는 우리가 누군가와 대화를 나누고, 정보를 전달하고, 이해할 수 있게 해 줍니다. 따라서 '말'을 통한 언어소통은 생각하고, 기억하고, 주의를 기울이는 여러 인지 과정과 밀접하게 연결되어 있습니다. 실제로 대부분의 인지 과정은 언어를 사용해 수행됩니다. **언어는 인지를 표현하는 방식이며, 인지기능의 일부라고도 볼 수 있습니다.**

03
언어소통의 구성 요소

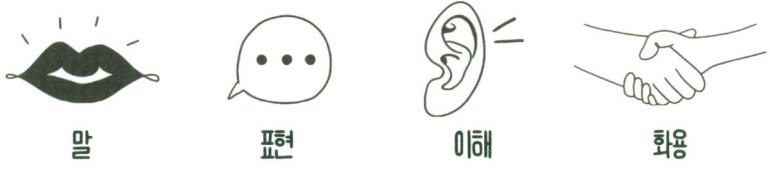

말   표현   이해   화용

    치매 환자의 언어소통 어려움을 이해하려면, 언어소통이 어떤 요소로 이루어져 있는지 알아야 합니다. 언어소통은 말, 표현, 이해, 화용의 네 가지 영역으로 나뉩니다.

'말'은 입으로 소리를 내어 발음하는 능력으로, 말이 어눌하거나 발음이 부정확해질 수 있습니다. '표현'은 하고 싶은 말을 문장으로 전하는 능력으로, 단어가 떠오르지 않아 "그거… 뭐더라…"처럼 중단되기도 합니다. '이해'는 상대의 말을 듣고 의미를 파악하는 능력으로, 질문에 엉뚱한 대답을 하거나 지시를 제대로 따르지 못할 수 있습니다. 마지막으로 '화용'은 상황에 맞게 대화를 이어가는 능력으로, 대화 중 화제를 갑자기 바꾸거나 맥락에 맞지 않는 말을 할 수 있습니다.

    이 네 가지 기능은 서로 이어져 있기 때문에, 한 가지 어려움만 생겨도 대화 전체에 불편함이 생길 수 있습니다. 그래서 보호자는 네 영역 모두를 살펴 환자의 소통 변화를 관찰해야 합니다.

04
소통의 방식

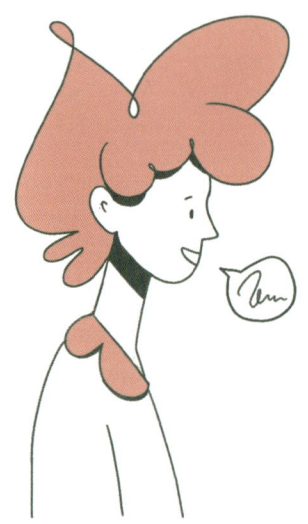

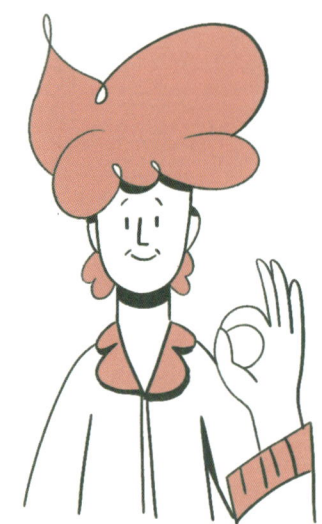

언어적 표현
말이나 글로 표현하고 이해하기

비언어적 표현
몸짓, 표정, 행동, 자세로 표현하기

　　소통에는 말을 하거나 글을 쓰는 언어적 표현과, 표정·몸
짓·행동 같은 비언어적 표현이 모두 필요합니다. 이 두 가지 표현
은 서로 다른 방식이지만, 모두 중요한 소통의 수단입니다.

05
효과적 언어소통 단계

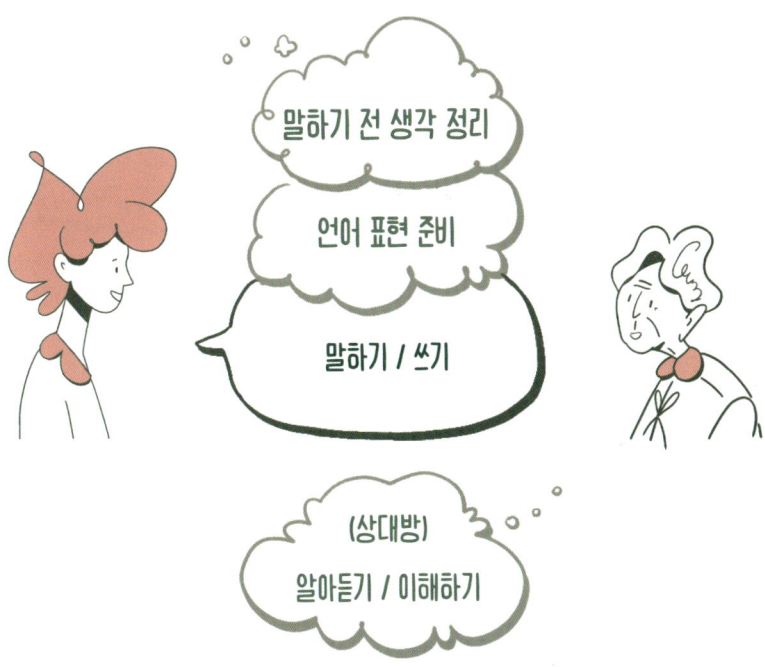

말하기 전 생각 정리

언어 표현 준비

말하기 / 쓰기

(상대방)
알아듣기 / 이해하기

    위 그림처럼 우리가 말을 하거나 글을 쓸 때, 머릿속에서 여러 과정이 차례로 일어납니다. 우리는 쉽게 말을 한다고 느낄 수 있지만 우리의 뇌는 무엇을 말할지 생각하고, 어떻게 표현할지 준비하는 과정을 거칩니다. 소통은 내가 준비한 말을 실제로 뱉었을 때 상대방이 그것을 이해하면서 비로소 완성됩니다. 이 과정들이 잘 이루어져야 원활한 언어소통이 가능합니다.

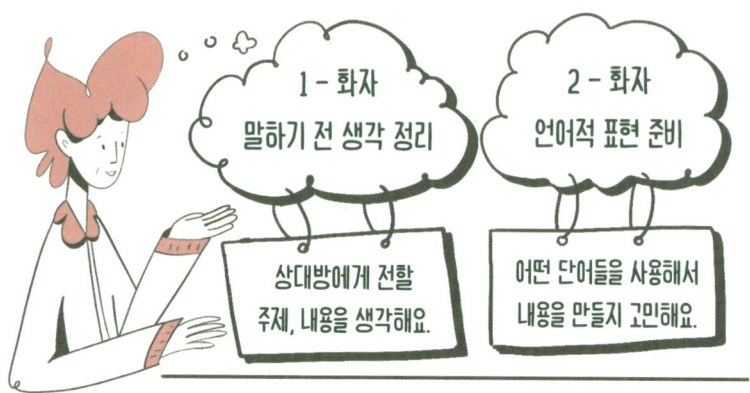

1. 화자 – 말하기 전 생각 정리

먼저 무엇을 말할지를 생각합니다. 예를 들어, '오늘 있었던 일 중 어떤 걸 이야기할까?' '무슨 말을 먼저 해야 할까?'와 같은 생각을 떠올리는 과정입니다.

2. 화자 – 말할 내용 준비하기

머릿속에서 떠올린 생각을 말로 표현할 준비를 합니다. 어떤 단어를 사용할지, 어떤 순서로 말할지, 문장을 어떻게 만들지 등을 정하는 단계입니다. 이때 단어가 떠오르지 않거나 문장이 잘 안 만들어지면 말이 막히거나 헷갈릴 수 있습니다.

3. 화자 – 말하거나 쓰기

준비한 내용을 실제로 말로 표현하거나 글로 씁니다. 이 과정에서는

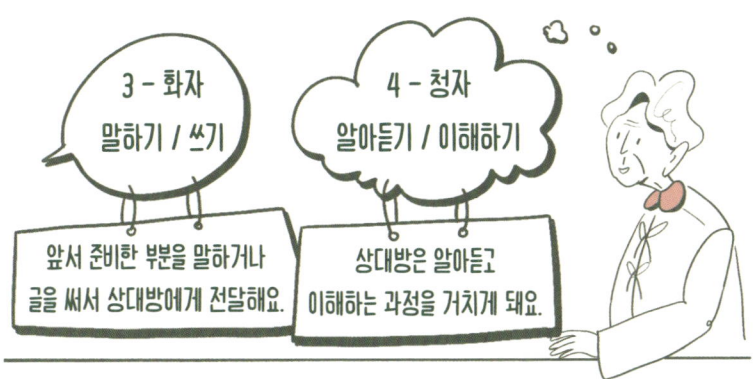

입과 혀, 목소리 등의 움직임이 필요하고, 글을 쓸 때는 손의 움직임도 중요합니다.

4. 청자 – 알아듣기 / 이해하기

말을 들은 사람은 그 뜻을 이해하고 반응합니다. 단어를 듣고, 문장의 뜻을 파악하며, 말한 사람의 의도를 이해하는 과정이죠.

치매 환자의 경우 여러 단계에서 어려움이 생길 수 있습니다. 어떤 말을 할지 생각이 잘 안 나거나, 단어가 떠오르지 않거나 문장이 이상하게 만들어질 수 있고, 말을 잘해도 상대방의 말을 제대로 알아듣지 못하는 일이 생길 수 있습니다. 보호자가 이런 과정을 이해하면, 환자의 언어소통을 더 효과적으로 도울 수 있습니다.

II - 언어소통 변화의 실제 모습

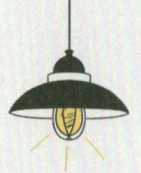

　　이번 장에서는 실제 치매 환자들이 겪는 말하기(표현)와 이해의 어려움이 어떤 방식으로 나타나는지 구체적으로 다뤄보겠습니다. 단어를 반복하거나, 동문서답을 하는 등 여러 모습이 나타나는 이유를 하나하나 짚어 가며, 치매 환자의 '언어소통의 실제 변화'를 이해하는 것이 이 장의 핵심 목표입니다.

　　보호자가 환자의 변화에 대해 미리 알게 되면, 그 상황을 오해하거나 화내기보다는, 공감하고 대처할 수 있는 힘을 기를 수 있습니다.

언어소통 변화의 진행

★ **착어증 (Paraphasia)**
원래 말하려던 단어 대신 비슷한 발음이나
다른 단어를 사용하는 현상.

(예) '사다리' → '파다리' 또는 '계단'

★ **이름대기 어려움 (Name-finding difficulty)**
말하고자 하는 단어가 떠오르지 않거나,
단어의 의미·대상을 기억해내는 데 어려움을 겪는 현상.

초기에는 단어를 정확히 말하지 못하는 모습이 보입니다. 시간이 지나면서 단어가 떠오르지 않거나, 질문에 같은 말을 반복하는 양상이 나타납니다. 이후에는 말의 속도와 반응이 느려지고, 발화 자체가 줄어들며, 마지막에는 거의 말을 하지 않는 상태에 이르기도 합니다.

이처럼 치매 환자의 언어 변화는 단편적인 증상이 아니라 연속적으로 진행되는 과정입니다. 보호자는 이러한 흐름을 이해하고, 증상 하나하나를 따로 보면서도 전체적인 변화를 함께 살펴야 합니다.

02
단어가 잘 떠오르지 않아요!

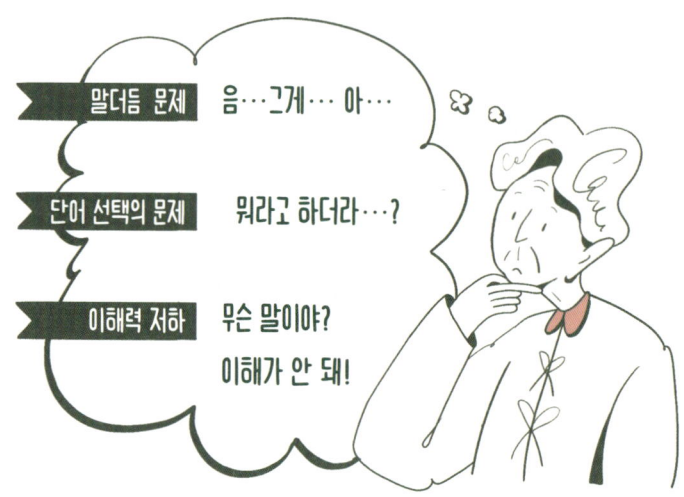

말더듬 문제 음…그게… 아…

단어 선택의 문제 뭐라고 하더라…?

이해력 저하 무슨 말이야?
이해가 안 돼!

치매 환자와의 대화에서 종종 위 그림과 같은 말을 들을 수 있습니다. 이런 표현은 단순한 건망증이 아니라, 언어를 구성하는 여러 능력의 저하에서 비롯됩니다. 첫째, **단어를 선택하는 것에 대한 어려움**으로 머뭇거리게 됩니다. 둘째, **문장을 유창하고 매끄럽게 이어가는 능력이 약해져** 말이 자주 끊기거나 문장이 어색해질 수 있습니다. 셋째, 상대방 말을 **이해하는 데 어려움**이 있어 대화를 제대로 따라가지 못할 수 있습니다.

이처럼 말의 흐름에 나타나는 다양한 단서들을 통해, 환자가 현재 어떤 언어적 어려움을 겪고 있는지 민감하게 파악하는 것이 필요합니다.

03
질문에 답하지 못해요!

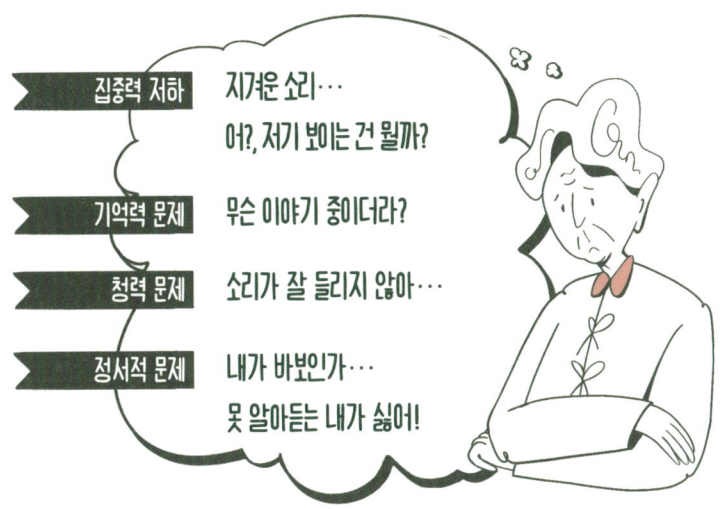

집중력 저하 지겨운 소리…
어?, 저기 보이는 건 뭘까?

기억력 문제 무슨 이야기 중이더라?

청력 문제 소리가 잘 들리지 않아…

정서적 문제 내가 바보인가…
못 알아듣는 내가 싫어!

　　　대화를 나누는 중에 환자가 위 그림과 같이 생각하고 있을 수
도 있다는 걸 떠올려 본 적 있으신가요? 말의 이해가 어려운 상황에서
환자는 외부의 말소리가 단절되거나 뒤섞여 들리는 느낌을 받을 수 있
습니다. 또한 스스로 '못 알아듣는 나'에 대한 **자책과 좌절**을 경험하기
도 합니다. 이러한 어려움은 청력 저하나 기억력 문제, 주의 집중의 어
려움, 정서적 위축 등 **언어 외적인 요인들**에서 비롯될 수도 있습니다.
　따라서 환자의 말뿐만 아니라, 말을 하지 않을 때의 표정과 태도에서
도 **숨겨진 언어적 부담감이나 감정**을 함께 이해하려는 노력이 필요합
니다.

표현과 이해,
무엇이 더 어려울까요?

언어소통의 어려움은 '이해'와 '표현'으로 나누어 살펴보면 더 잘 보입니다. 치매 환자의 언어 문제를 이야기할 때, **"이해를 못 하시는 건지, 말을 못 하시는 건지 잘 모르겠어요"**라는 말을 자주 듣습니다. 실제로 두 영역은 서로 다르지만, 혼재되어 나타나기도 하며 구분 없이 혼동되는 경우가 많습니다.

먼저 예시 문장을 살펴보고, 이 말들이 각각 어떤 영역의 문제에서 비롯된 것인지 함께 생각해 보면, 환자의 언어소통 상태를 보다 명확하게 파악하는 데 도움이 됩니다.

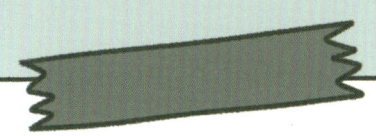

★ 아래 문항을 읽고 체크 표시 해 보세요.　　표현　이해

단어를 생각했음에도 말로 꺼내는 게 어려워요.　　☐　☐

말을 제대로 이해하지 못해서 엉뚱하게 대답할 수 있어요.　　☐　☐

어떤 단어나 소리를 정확하게 발음하기 어려워요.　　☐　☐

말을 정확하게 하지 않거나 문장의 끝을 맺지 못해요.　　☐　☐

말하거나 글을 쓸 때 단어 뜻을 잘 몰라요.　　☐　☐

말을 매끄럽게 이어가기 어려워요.　　☐　☐

순차적인 일이나 지시 사항을 이해하고, 실천하는 게 어려워요.　☐　☐

문장을 말할 때, 문법이 자연스럽지 않아요.　　☐　☐

대화 시, 상대방이 무슨 생각을 하는지 이해하기 어려워요.　　☐　☐

손짓이나 그림, 숫자의 의미를 이해하기 어려워요.　　☐　☐

상황에 적절한 단어를 끄집어 내기가 어려워요.　　☐　☐

04
표현의 어려움

Q1 : 어떤 어려움이 있나요?

표현이 어려워지면, 하고 싶은 말을 바로 떠올리지 못해 말이 더뎌지거나, 의도와 다르게 발음이 어눌하고 단어 선택이 이상해지기도 합니다.

Q2 : 왜 이런가요?

의미기억 저하, 실행기능 저하, 발화 속도 저하 등으로 인해 어려움이 생기는 것입니다.

이럴 땐 상대가 보호자라 하더라도 대화가 단절되거나, 의도가 제대로 전달되지 않아 서로 오해가 생길 수 있습니다. 보호자는 이러한 발화 특성을 통해 환자의 표현 능력 상태를 관찰하고, 보다 천천히 말할 수 있는 기회를 주는 것이 중요합니다.

Q3 : 어떻게 도와줄 수 있나요?

말이 막힐 땐 기다려 주고, 단어를 함께 떠올리는 것이 큰 도움이 될수 있습니다. 착어증, 단어 유창성 저하, 문장 완성의 어려움은 표현 영역의 대표적인 문제입니다. 오른쪽의 증상 예시를 통해 자세히 알아봅시다.

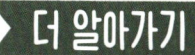
더 알아가기

표현의 어려움 증상 예시

---

1. 의미 연상 오류 : 주변 단어로 대체

'편지'라는 단어가 생각나지 않아 '펜'이나 '막대기' 같은 주변 단어로 대체할 수 있습니다.

2. 음운 착어 : 비슷한 음절의 단어를 사용

'사다리' 대신 '파다리' '자다리'처럼 비슷한 음절로 발음하거나 '바다'를 말하려다 '버터', '바비'처럼 비슷한 음절의 단어를 사용할 수도 있습니다.

3. 단어 인출 후 설명으로 우회

"냉장고… 아냐, 그 차가운 거 말이야. 얼음도 있고"처럼 단어를 인출했음에도 설명으로 우회할 수 있습니다. 이런 경우도 단어 인출 실패에 해당합니다.

4. 장소 이름이나 명사가 떠오르지 않음

"오늘 그거 있잖아… 어디더라… 거기 갔다 왔어"처럼 대명사로 대체합니다.

이해의 어려움

Q1 : 어떤 어려움이 있나요?

이해 능력이 떨어지면, 단어를 알고 있더라도 말이나 글의 의미를 정확히 파악하지 못하게 됩니다. 따라서 지시 사항을 따르거나 순서대로 행동하는 데에도 어려움이 생깁니다. 또 대화 중에 상대방이 어떤 의도로 말했는지를 파악하지 못하고, 말은 들었지만 반응이 없는 경우도 있습니다. 이는 단순한 청력 저하가 아닌, 언어를 '이해하는 과정'의 손상으로 나타나는 현상입니다.

Q2 : 왜 이런가요?

일화기억 저하, 주의력 저하, 청각적 처리 지연, 정보통합능력 저하 등으로 인해 어려움이 생길 수 있습니다.

Q3 : 어떻게 도와줄 수 있나요?

반복해서 설명하거나, 말보다는 그림, 제스처 등을 활용한 대화가 더 효과적일 수 있습니다.

이해의 어려움 증상 예시

1. 보호자가 반복해서 말하거나, 직접 손짓을 하게 되는 상황이 자주 발생합니다.

2. 치매 환자는 멍하니 듣거나 "그게 뭐야?"라고 되묻는 경우도 있습니다.

3. 때로는 엉뚱한 대답을 하거나 다른 주제로 넘어가기도 합니다.

4. 한 번에 방대한 양의 말을 들으면 어느 한 부분(앞부분이나 뒷부분)만 이해하거나 끝까지 듣지 못하고 혼란스러워하는 모습을 보이기도 합니다.

MEMO

3 장

언어소통과 인지기능의 관련성

인지기능과 언어소통의 관련성

우리가 누군가와 대화를 나누는 것은 단지 말을 잘하는 데서 그치지 않습니다. 말의 뜻을 기억하고, 단어를 떠올리며, 문장을 구성하고, 상대의 말을 듣는 과정에는 다양한 인지기능이 함께 작동해야 합니다. 하지만 치매가 시작되면 이 기능들이 점차 약해지며 언어소통에도 여러 어려움이 생깁니다.

예를 들어, 같은 질문을 반복하거나, 엉뚱한 대답을 하거나, 말이 자주 끊기는 모습들은 단지 '기억력 문제' 때문만은 아닙니다. 주의력, 실행력, 판단력 등 다양한 인지기능의 저하가 언어소통 전반에 복합적으로 작용하기 때문입니다. 이 장에서는 각 인지기능이 언어소통에 어떻게 영향을 주는지를 살펴봅니다.

언어소통의 어려움은 단순한 말실수에 그치지 않습니다. 감정이 잘 표현되지 못하면 불안이나 분노로 이어질 수 있고, 치매에서 나타나는 행동 문제가 더 심해질 수 있습니다.

01
인지기능 손상이 언어소통에 미치는 영향

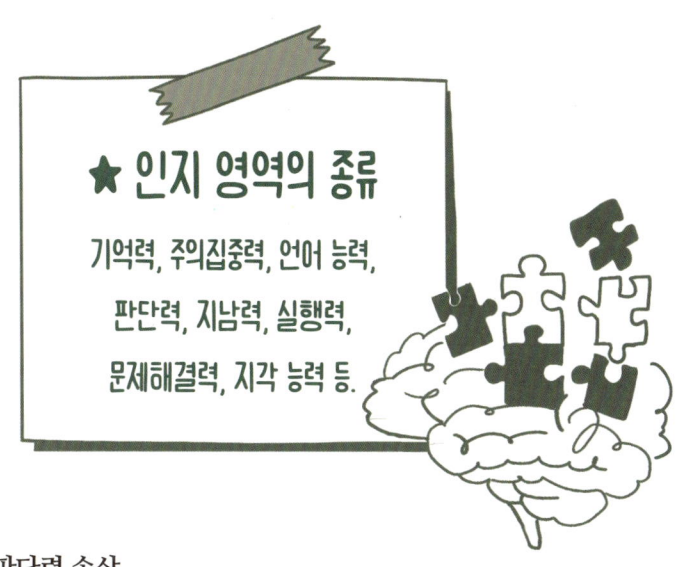

★ 인지 영역의 종류

기억력, 주의집중력, 언어 능력,
판단력, 지남력, 실행력,
문제해결력, 지각 능력 등.

1. 판단력 손상

말의 뉘앙스를 잘 파악하지 못하고, 농담이나 비유를 진지하게 받아들일 수 있습니다. 감정 조절이 어려워 갑자기 화를 내거나 부적절한 말을 하는 경우도 있습니다.

2. 주의 집중력 손상

대화 도중 산만해지거나, 한 문장을 끝까지 듣지 못해 대화 흐름에서 벗어날 수 있습니다. 주제를 자주 바꾸거나 같은 질문을 반복하는 경우도 나타날 수 있습니다.

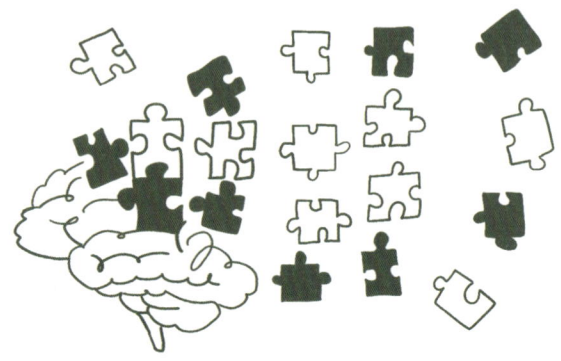

3. 기억력 손상

조금 전에 한 말을 잊고 같은 질문을 반복할 수 있으며, 사람 이름이나 장소 이름 등 고유명사를 떠올리는 데 어려움을 겪기도 합니다.

4. 지남력 손상

시간, 장소, 사람을 헷갈려 하며 지금이 언제인지, 여기가 어디인지 혼란스러워할 수 있습니다. 예를 들어, 간호사를 자신의 딸로 착각하거나 "여기가 우리 집 맞아?"라고 묻는 일이 나타날 수 있습니다.

5. 실행력 손상

무언가를 말하려고 시작했지만 결론 없이 말이 끊기거나, 말을 하다 중간에 멈추는 경우가 있기도 합니다. 단어를 적절하게 고르지 못해 문장이 어색해지기도 합니다.

02
언어장애의 다양한 원인

★ **기억장애로 인한 언어 문제**
- 기억력 손상 : 단어를 말하기 어려움.
- 단기 기억 저하 : 대화 중 단어 잊어버림.
- 의미 기억 손상 : 단어 뜻 잊어버림.

★ **그 외의 원인**
- 실행기능 저하 : 문장 조직 어려움.
- 주의력 저하 : 말을 길게 이어가기 어려움.
- 청각 저하 : 소리를 듣기 어려움.

　　치매 환자의 언어소통 장애는 종종 '기억력 저하'로만 인식되곤 하지만, 실제로는 훨씬 더 다양한 인지기능의 저하가 복합적으로 작용합니다. 예를 들어, 대화 중 단어가 떠오르지 않거나 질문에 제대로 대답하지 못하는 경우, 단순히 기억이 나지 않아서가 아니라 주의력, 실행기능, 청각 처리 능력 등의 문제일 수 있습니다. 따라서 보호자나 돌봄 제공자는 언어 문제의 원인을 더 넓은 시각에서 이해하고 접근하는 태도가 필요합니다. 이 다음은 언어소통 문제에 영향을 미치는 구체적인 인지적·언어적 요인들을 하나씩 살펴보겠습니다.

인지적 · 언어적 처리 기능의 저하

실행기능 저하

문장을 조리 있게 만들고 말하는 게 어려워요.
(예) 말을 하다가 멈춰요.

일화 기억 저하

방금 전 대화나 사건을 기억하기 어려워요.
(예) 조금 전에 들은 말을 잊고 같은 질문을 반복할 수 있어요.

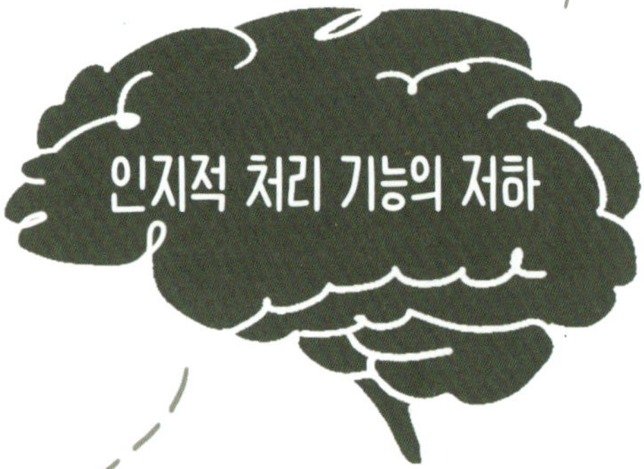

인지적 처리 기능의 저하

주의력 저하

말을 끝까지 듣기 어렵고 중간에 놓쳐요.
(예) "약 먹고 물 마셔요" 중 '약'만 기억함.

정보통합능력 저하

말뿐 아니라 표정, 손짓 등 여러 정보를 함께 이해하는 게 어려워요.
(예) 말은 이해했지만 전체 상황을 놓칠 수 있어요.

• 발화 속도 저하

입이나 혀, 목소리를 조절하는 속도가 느려서, 말이 막히거나 발음이 부정확해요.
(예) 말을 꺼내려다 입을 움직이지 못하거나, 발음이 뭉개지는 경우.

언어적 처리 기능의 저하

• 청각 처리 지연

말을 듣고 의미를 파악하는 데 시간이 걸려요.
(예) 말은 들었지만 바로 반응하지 못함.

• 의미 기억 저하

단어는 알고 있지만, 떠올리기 어려워요.
(예) '사과'가 생각 안 나서 "과일인데 빨간 거…"라고 설명함.

이러한 인지적·언어적 기능의 어려움 때문에 단어를 잘못 말하거나, 대화 중 엉뚱한 반응이 나타날 수 있습니다. 그러나 꼭 앞서 언급된 예시와 같이 나타나지 않을 수도 있습니다. 그렇기에 모든 언어 문제를 똑같이 대응하지 않고, 어떤 기능이 어려운지를 살펴보는 자세가 돌봄에서 매우 중요합니다.

04
기억과 언어의 관계

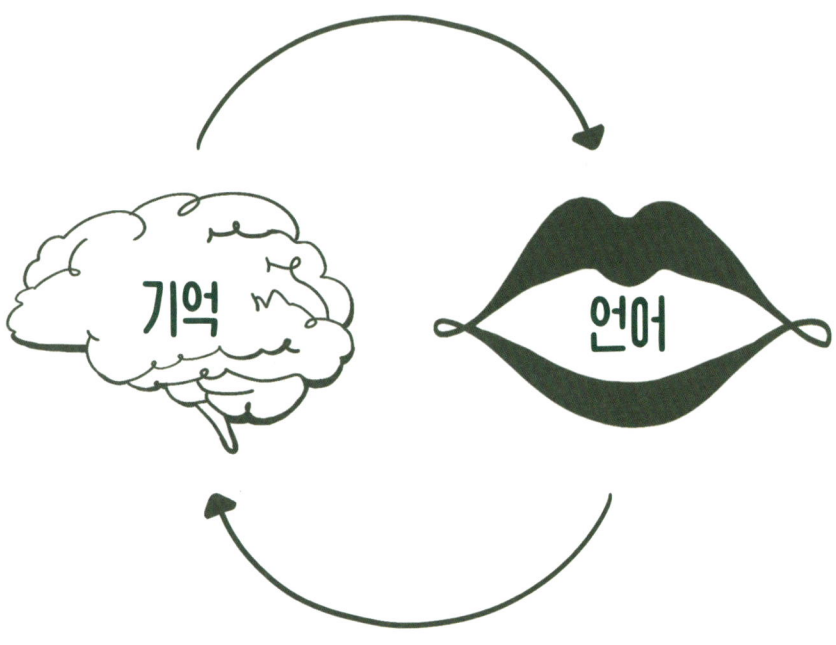

언어소통은 단지 말하는 능력만이 아니라, 기억을 포함한 여러 인지기능이 복합적으로 작용하는 결과입니다. 특히 치매 환자에게서 흔히 나타나는 **언어 문제는 '기억력 저하'와 밀접한 관련이 있습니다.** 기억력은 언어를 이해하고 표현하는 전 시기에서 필수적으로 작동하기 때문에, 두 기능은 뗄 수 없는 관계에 있습니다.

기억의 단계

1. 습득
새로운 정보가 들어감.

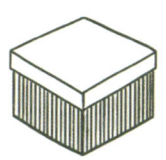

2. 보유/유지
새로운 정보가 저장됨.

3. 인출
저장된 정보를 기억해냄.

치매로 인한 건망증으로 1, 2가 어려워짐.   **인출이 되지 않음.**

　　치매는 기억만의 문제는 아니지만 영향을 많이 받는 것이 사실입니다. 기억이 저장되는 과정은 그리 단순하지 않습니다. "저기는 커피를 파는 '별다방'이라는 곳이야."라는 이야기를 듣게 되었다고 가정해 봅시다. 그리고 그림의 박스가 우리의 뇌라고 생각해 봅시다. 뇌에 '별다방이라는 곳은 커피를 파는 곳'이라는 새로운 정보가 들어옵니다. 뇌는 그 정보를 저장하는 과정을 거칩니다. 그 후 어떠한 계기가 생기면 "커피를 마시고 싶으면 별다방을 가야 해"라고 뇌에 저장된 정보를 기억해내는 과정이 이뤄집니다. 이 모든 것을 '기억의 단계'라고 합니다.

　　그런데 커피를 마시러 나왔다가 별다방 옆을 지나쳐도 전혀 눈에 들어오지 않는 상황이 생겼습니다. 왜 그런 걸까요? 기억의 흐름 중 어느 시점에서 문제가 생겼는지 살펴보겠습니다.

1. 습득 : '별다방이 커피 파는 곳'이라는 정보를 처음부터 머릿속에 넣지 못한 경우. (예) "그런 말 들은 적 없어요."

2. 유지 – 금방 잊어버림 : 정보를 잠깐 저장했지만 곧 사라져서 떠오르지 않는 경우. (예) "듣긴 했던 것 같은데, 잘 기억이 안 나요."

3. 인출 – 기억을 꺼내지 못함 : 머릿속 어딘가에는 있지만 필요할 때 꺼내지 못하는 경우. (예) "그 가게 이름이… 아, 입까지 맴도는데 생각이 안 나네."

이처럼 기억의 습득, 유지, 인출 과정 모두에서 어려움이 생기면 결국 일상 속 언어소통에서 큰 장애가 나타나게 됩니다.

장기기억의 유형

단기기억 >>	장기기억

(1) 의미기억 : 배워서 익힘. (예) 언어, 문자, 숫자, 사람 얼굴

(2) 일화기억 : 시간 관련. (예) 약 복용 시간, 식사 여부, 난로 끄기

　　기억에도 유형이 있습니다. 먼저 **(1)의미기억**은 우리가 배워서 아는 개념(단어, 이름 등)을 기억하는 능력입니다. 이 기억에 문제가 생기면, '단어가 떠오르지 않음' '이름을 대지 못함'과 같은 언어적 어려움이 생깁니다. 실제로 치매 환자에게 자주 나타나는 '이름대기의 어려움'이나 '단어 대치' 현상은 의미기억의 저하와 관련이 깊습니다.

　두 번째는 **(2)일화기억**입니다. 이는 특정한 사건이나 상황을 기억하는 능력으로, 대화 중 맥락을 따라가지 못하거나 말이 이어지지 않는 경우는 일화기억이 손상되어 나타나는 어려움일 수 있습니다. 예를 들어, 앞에서 이야기하던 주제와 무관한 말을 하거나, 질문에 전혀 엉뚱한 대답을 하는 경우가 여기에 해당합니다.

단기기억 ▶▶	장기기억

(3) 절차기억 : 순서, 동작 관련. (예) 요리, 옷 입기, 습관 등

(4) 감정기억 : 감정. (예) 기쁜 일, 무서운 일 등

 (3) 절차기억(옷 입기, 요리 등)과 **(4) 감정기억**(기쁜 일, 무서운 일 등)은 비교적 오래 보존됩니다. 예를 들어, "밥을 먹었는지는 잊었지만 배고픈 느낌은 아는 것"이 바로 감정기억의 예입니다.

※ 꼭 기억하세요!

 이러한 기억의 차이를 이해하면, 환자를 이해하는 데에 도움이 됩니다. 그러나 환자의 언어 문제가 모두 기억 문제 때문만은 아닙니다. 예를 들어, 언어의 흐름이 어색하거나 대화가 자연스럽지 않은 경우는 '단어를 찾는 능력(의미기억)'의 저하뿐 아니라 주의력, 실행기능, 청력 등 다른 인지기능의 문제에서 비롯된 것일 수도 있습니다.

07
행동적 · 심리적 증상

정신행동 증상에는 어떤 것이 있을까? 무관심, 환각, 망상, 우울증, 불안 등을 포함합니다.

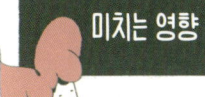

미치는 영향 우울증과 불안 : 사람을 위축시킬 수 있어요. 심각한 상태의 경우 말을 하지 않을 수 있어요.

환각 및 망상 : 환자와 주변 사람들 모두가 두려워해요. 공격적인 태도, 말 사용이 늘어나요.

치매 환자는 인지기능의 저하뿐 아니라, '행동적 · 심리적 증상(BPSD · Behavioral and Psychological Symptoms of Dementia)'을 함께 보이는 경우가 많습니다. 이 증상은 환자의 기분, 성격, 행동, 감정 표현 등에서 나타나는 다양한 변화를 의미하며, 약 80% 이상의 치매 환자들에게 한 가지 이상의 증상이 나타난다고 알려져 있습니다.

대표적인 증상으로는 불안, 우울, 의심(망상), 환청/환시, 공격성, 초조/안절부절, 무관심/무감동, 반사회적 행동, 수면장애, 이상한 반복 행동 등이 있습니다. 치매 진행 시기에 따라 증상의 양상과 강도가 달라질 수 있으며, 특히 치매 중기 이후에 공격성, 환각, 배회 등으로 심화되는 경향이 있습니다.

행동적 · 심리적 증상과 언어소통의 관계

말귀를 잘 못 알아듣고, 같은 질문을 계속해요.

말이 안 통해서 갑자기 화를 내거나 소리를 지르기도 해요.

감정을 말로 표현하지 못하고
신체로 밀치거나 물건을 던지는 식으로 표현해요.

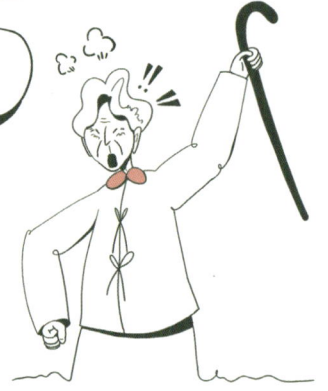

　　행동적·심리적 증상은 감정 문제뿐만 아니라 언어 능력의 저
하와도 깊이 연관되어 있습니다. 말을 잘 이해하지 못할 때 혼란과 불
안감이 증가하고, 적절한 감정 표현이 어려워지면 공격적이고 반응적
인 행동으로 이어질 수 있습니다. 실제로, 보호자와 치매 환자 간의 언
어적 오해가 위 그림과 같은 행동을 유발하기도 합니다.

　따라서 환자의 감정과 표정 같은 비언어적 표현을 존중하고 이해하려
는 노력이 돌봄의 질을 높이는 데 큰 도움이 됩니다.

4 장

치매의 진행 단계별 언어소통의 변화

Ⅰ - 치매의 진행 단계

　　앞서 말한 다양한 유형의 치매들은 대부분 시간이 지남에 따라 증상이 악화되는 '진행성 질환'입니다. 처음에는 단순한 기억력 저하나 언어 문제로 시작되지만, 이후 사고력, 문제 해결, 감정 조절, 행동 등 다양한 기능에 변화가 나타납니다. 이러한 변화를 이해하기 쉽게 설명하기 위해 치매는 보통 초기, 중기, 말기의 세 단계로 나눠서 설명합니다.

　초기에는 단어를 떠올리기 어렵거나 표현이 더뎌지는 수준이었다면, 중기에는 문장 구성의 어려움, 반복 발화, 대화 흐름의 단절이 뚜렷해지고, 말기에는 언어 표현 자체가 줄어들거나 거의 사라지게 됩니다. 또한, 감정 표현이나 말의 맥락 유지에도 어려움이 커지며, 점차 비언어적 표현에 더 많이 의존하게 됩니다.

　이러한 언어소통의 변화는 치매의 진행 단계(시기)에 따라 서로 다른 양상으로 나타나므로, 보호자가 이 흐름을 충분히 이해하고 미리 준비한다면, 환자의 혼란과 불안을 줄이고 더 안정된 돌봄을 제공할 수 있습니다. 이 장에서는 일반적으로 구분되는 '초기-중기-말기'의 세 단계를 중심으로, 각 단계의 대표적인 언어소통 특성과 그에 맞는 실질적인 언어소통 전략을 함께 살펴보고자 합니다.

　※ 단, 이 단계는 어디까지나 일반적인 가이드라인이며, 모든 사람에게 동일하게 적용되지는 않습니다.

지금 어느 단계일까?

초기   중기   말기

치매의 진행은 크게 세 단계로 구분됩니다. 하지만 실제로 체감하면 구분이 그리 단순하지 않습니다. 모든 환자에게 증상이 동일한 순서로 나타나는 것은 아니며, 단계별 증상이 겹치거나 일부는 전혀 나타나지 않을 수도 있습니다. 예를 들어, 어떤 사람은 언어 문제가 먼저 두드러질 수 있고, 또 다른 사람은 행동 변화가 먼저 나타날 수 있습니다. 때때로 나타났던 증상이 일시적으로 줄어들거나 사라지는 경우도 있으며, 반대로 기억이나 사고와 관련된 문제는 점차 악화되는 경향이 있습니다.

 많은 보호자들이 "지금 어느 시점, 어느 단계인가요?"라고 질문하곤 합니다. 그러나 중요한 것은 '현재 이 사람이 무엇에 어려움을 겪고 있는지', 그리고 '지금 어떤 도움이 필요한지'에 집중하는 것입니다. 치매의 시기는 어디까지나 하나의 참고 기준일 뿐이며, **각 환자의 경험은 모두 다르다**는 점을 기억하는 것이 중요합니다.

단계별로 변화하는 치매 환자의 모습

　　치매의 진행은 한 방향으로 고르게 나아가는 것이 아니라, 인지·언어소통 능력과 행동심리 증상, 일상생활 기능이 단계(시기)에 따라 다르게 변화합니다. 오른쪽의 그래프는 이러한 전반적인 흐름을 시각적으로 보여 주는 자료입니다.

(1) 분홍 배경은 치매 단계를 나타냅니다. 생활 전반에서 요구되는 도움의 정도가 어떻게 달라지는지를 보여 줍니다.

(2) 인지와 언어소통은 시간이 지남에 따라 점진적으로 약화되는 경향을 보입니다.

(3) 행동적·심리적 증상은 중기 이후에 특히 증가했다가 다시 줄어들 수 있는 양상을 나타냅니다.

(4) 일상생활 활동 그래프는 초기에는 비교적 독립적인 생활이 가능하지만, 중기 이후에는 점점 더 많은 도움을 필요로 하며, 말기에는 생활 전반에 걸쳐 광범위한 지원이 요구됨을 보여 줍니다.

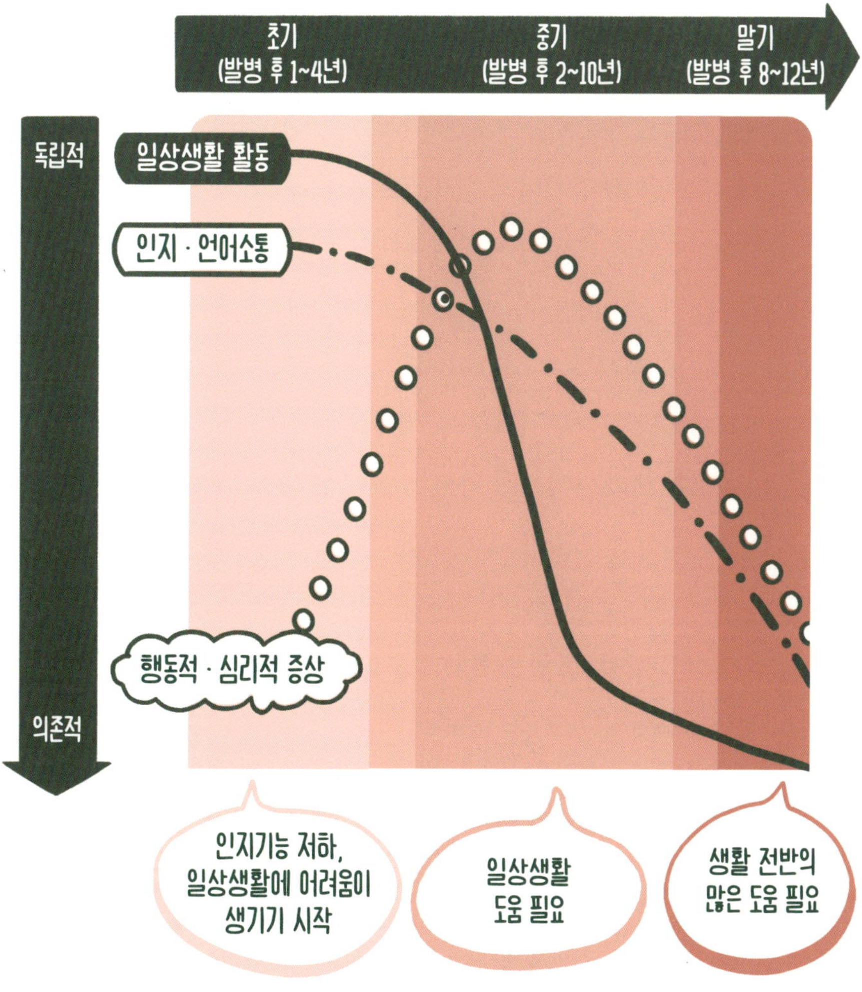

초기
(발병 후 1~4년)

중기
(발병 후 2~10년)

말기
(발병 후 8~12년)

독립적

일상생활 활동

인지 · 언어소통

행동적 · 심리적 증상

의존적

인지기능 저하,
일상생활에 어려움이
생기기 시작

일상생활
도움 필요

생활 전반의
많은 도움 필요

※ 치매의 단계는 예측을 위한 참고일 뿐, **돌봄의 출발점은 '지금 이 사람의 어려움'**입니다.

II - 치매 초기의 언어소통 특성

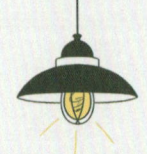

　　치매 초기에는 비교적 언어소통이 가능한 단계로 보일 수 있지만, 세심하게 살펴보면 언어 표현과 이해의 미묘한 변화들이 서서히 나타납니다. 예를 들어, 단어가 잘 떠오르지 않아 돌려서 말하거나, 같은 질문을 반복하고, 대화 주제를 자주 바꾸는 모습이 나타납니다. 말의 속도가 느려지고, 사용하는 단어나 문장이 단순해지는 경향도 보입니다. 이 시기의 환자는 스스로도 소통에 어려움을 느낄 수 있기 때문에 심리적으로 큰 부담을 경험할 수 있습니다. 낯선 사람과의 대화나 새로운 정보에 대한 두려움이 커지고, 감정 표현이 줄어들며 주변의 눈치를 보는 일이 많아집니다.

　　오른쪽의 체크리스트를 활용해 환자에게 해당되는 특징을 선택해 보세요. 리스트에 나와 있는 것처럼 다양한 언어 변화가 나타날 수 있습니다. 이를 통해 보호자는 환자의 초기 언어 변화 징후를 점검하고, 이후 적절한 소통 방식과 환경 조성의 방향을 함께 고민해 볼 수 있습니다. 초기 단계의 소통 변화는 보호자가 조기에 인지하고, 편안한 환경과 신중한 언어 태도로 대응할 때 보다 긍정적인 상호작용으로 이어질 수 있습니다. 이번 장에서는 이러한 변화에 어떻게 대응할 수 있을지 함께 살펴보겠습니다.

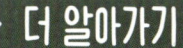

치매 초기의 특징

환자에게 해당되는 것을 골라 보세요.

― ― ― ― ― ― ― ―

1. 단어가 잘 떠오르지 않아 다른 말로 돌려서 말해요.　☐

2. 같은 말이나 질문을 반복해요.　☐

3. 이야기할 때 주제를 유지하는 것이 어렵거나 대화 중 화제를 자주 바꿔요.　☐

4. 말의 속도가 느려지고, 사용하는 단어나 문구가 단순해진 것 같아요.　☐

5. 상대방이 빠르게 말하면 이해하기 어려워 해요.　☐

6. 책이나 이야기 내용을 듣고 정확하게 설명하기 어려워 해요.　☐

7. 감정 표현이 줄어들고, 눈치를 봐요.　☐

8. 낯선 사람과의 대화나 새로운 정보에 대해 부담을 느끼는 것 같아요.　☐

01
치매 초기 보호자의 역할

간병을 맡은 여러분의 역할은 **일상생활의 도움을 지원하고 동반자로서 동료애를 함께 나누는 것**입니다. 조기 진단을 통해 앞으로의 장기 요양에 관한 계획이나 보험 등에 대하여 미래의 계획을 함께 결정해 나가야 합니다. 어느 누구에게라도 그러한 대화를 나누는 것은 힘든 부분입니다. 하지만 이러한 계획을 곁에 있는 자녀들이나 지인들과 함께 나누면서 꾸려가는 것이 **앞으로의 미래를 건강하게 세워갈 수 있는 방법입니다.**

초기 시기의 **주요 목표는 '안전'**이므로 어떤 환경에 있다 하더라도 안전할 수 있도록 해야 합니다. 요리 시에는 가스 사용이나 플러그 사용 등에 주의하고, 차단 시스템을 설치하는 것도 방법입니다. 치매 대상자는 점차 약을 관리하기 어렵기 때문에 매일 약을 복용할 수 있도록 알람을 설정하거나, 주변에서 계속 '안전'(건강이나 환경 모두)에 대해 알려 주어야 합니다. **환자와 보호자 모두 스트레스를 최소화하고, 현재 지금 이 순간 살아가고 있음을 집중**할 수 있도록 해야 합니다. 또한, **환자와 보호자가 함께 즐길 수 있는 활동을 찾는 것도 좋은 방법**입니다. 환자가 집에서만 지내는 것이 아니라 사회적 활동을 지속적으로 유지할 수 있도록 하는 것이 더욱 도움이 됩니다.

 저자 중 한 사람의 개인적 경험을 예로 들겠습니다.

 외할아버지께서 치매를 앓은 지 n개월이 되어 갑니다. 시골에 거주하지만 매일 주간보호센터를 이용하고, 자녀들과도 자주 대화를 나누며 생활하고 계십니다. 치매가 처음 발병했을 때는 가족 모두가 당황하여 충분히 돌보지 못했지만, 이제는 외할아버지께서 자신의 연세와 상황을 어느 정도 인지하며 대화에 응하는 모습을 볼 수 있습니다.

 반면에, 친할머니께서는 편마비와 함께 뇌혈관이 반복적으로 막히는 상태로 요양병원에 머무르고 계십니다. 가족들이 자주 찾아뵙고 있지만, 처음엔 밝고 말씀도 많았던 할머니께서 병원 안에서 자유롭게 움직이지 못하게 된 뒤로는 점점 말수가 줄고, 이제는 가족이 먼저 말을 걸어야 짧게 대답하는 정도로 변했습니다.

 두 분의 진단명과 병의 양상은 다르지만, 이처럼 생활 환경과 사회적 상호 작용의 차이가 언어, 인지, 정서에 영향을 미칠 수 있다는 사실을 실감하게 됩니다. 두 분의 질병이나 진단명이 다소 다를 수 있지만, 환경의 차이가 영향을 주기도 합니다.

치매 초기의 특징

초기 치매 환자들의 인지 측면에서 **(1)기억의 어려움 (2) 지남력 저하(방향 감각 상실) (3)판단력 저하**로 인한 의사 결정의 어려움을 느낄 수 있습니다. 그럼에도 불구하고 이 단계에는 여전히 운전이나 사회·직장 활동 등 대부분의 일상생활을 독립적으로 유지할 수 있습니다.

겉으로 보기에는 큰 변화가 없어 보여도 인지기능의 변화는 언어소통 능력에 점차 영향을 미칩니다. 대화 중 일관성과 연결성이 약해져, 같은 내용을 반복하거나 대화 흐름을 놓치는 경우가 있으며, 주제 전환이 잦아지거나, 사용 가능한 단어의 수가 줄어드는 것도 이 단계의 특징 중 하나입니다. 또한 물건이나 사람의 이름을 잊어버리거나 과거-현재-미래와 같은 시제 사용에 어려움이 생기기도 합니다.

이처럼 작은 언어소통의 어려움이 누적되면 대화의 질이 떨어질 수 있습니다. 초기 언어 변화는 환자의 사회적 활동이나 정서적 안정성에도 영향을 미칩니다. 따라서 보호자가 민감하게 관찰하고 적절한 소통 방식을 미리 준비하는 것이 중요합니다. 이제부터 이러한 초기 언어소통 변화를 마주하고 대응하는 구체적인 방법을 살펴보겠습니다.

기억의 어려움

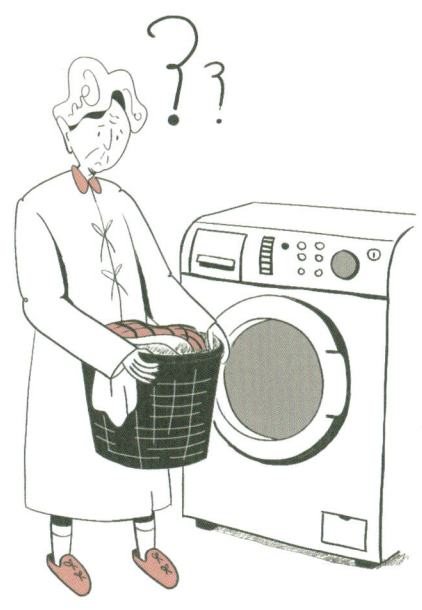

1. 기억의 작은 흔들림을 알아차리기

치매 초기에는 일상생활을 스스로 잘 해내는 것처럼 보여도, **최근에 있었던 일을 기억하는 데서 작은 흔들림**이 나타나기 시작합니다. 예를 들면, 세탁물을 들고서 다음 순서를 잊어버리거나, 해야 할 일을 막상 떠올리지 못해 멈칫하는 모습을 보일 수 있습니다. 대화 중에도 "그거 있잖아…" 하고 말을 멈추거나, 이야기하던 주제를 갑자기 잊어버리는 경우가 점점 잦아질 수 있습니다. 그렇다면, 위와 같은 상황에서는 어떻게 말해야 할까요? 다음 페이지에서 알아봅시다.

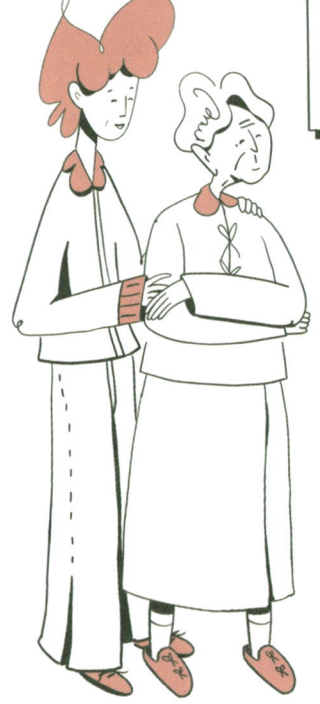

잘하셨어요!
혼자 해내셨네요!
정말 좋아요!

[예시]

1. 세탁기 문을 열고 빨랫감을 세탁기 안에 넣어요.

2. 파란색 통에 든 세제를 세제통에 넣어요.

3. 물의 양을 선택하고 동작 버튼을 누릅니다.

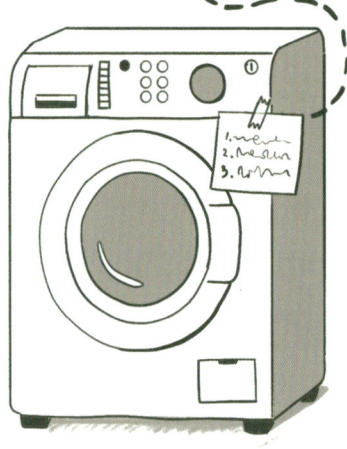

2. 기억을 지적하기보다는 자연스럽게 이어가기

 이런 상황에서 가장 중요한 것은, "왜 기억 못해요?" "아까도 이야기했잖아요." 등과 같은 말로 기억을 확인하거나 다그치지 않는 것입니다. 환자에게는 이미 기억하지 못하는 것이 당혹감과 불안을 불러일으키기 때문입니다. 가장 좋은 방법은 모르는 것을 가볍게 넘기고, 상황을 자연스럽게 이어가는 것입니다. 필요하다면 간단한 힌트를 주어 도와줄 수 있습니다.

3. 스스로 해낼 수 있도록 작은 단서 제공하기

 기억이 흐릿해진다고 해서, 모든 일을 대신 해 주는 것은 바람직하지 않습니다. 오히려 작은 단서를 제공해 스스로 할 수 있는 기회를 살려 주는 것이 중요합니다. 예를 들어, 세탁기 사용법을 간단한 메모로 적어 붙여 두거나, 양치의 순서를 옆에서 차근차근 짚어 주면, 환자 스스로 기억을 더듬어 행동할 수 있습니다. 또한, 작은 일이라도 해냈을 때는 반드시 인정하고 격려해 주어야 합니다. "잘하셨어요!" "혼자 해내셨네요!" " 정말 좋아요!" 등과 같은 말이 환자에게는 큰 힘이 됩니다.

작은 단서 제공
생활 속에서 다양하게 활용해 보세요.

환자가 스스로 일상생활을 해 볼 수 있도록 작은 힌트를 제공하는 방법은 세탁기 메모 외에도 다양하게 응용할 수 있습니다. 오른쪽의 예시를 참고해, 환자의 상황에 맞는 방법을 찾아보세요. 이런 단서는 환자가 자존감을 잃지 않고 스스로 해낼 수 있는 기회를 만들어 줍니다. 옆에 적혀 있는 방법이 아니더라도, 그 사람에게 맞는 방식을 찾아 하나씩 시도해 보는 것이 중요합니다.

단서 제공은 특히 치매 초기 단계에서 효과적입니다. 초기에는 기억력이나 판단력이 저하되더라도, 일상적인 절차를 스스로 해낼 수 있는 능력이 남아 있기 때문입니다. 단서를 통해 혼란을 줄이고, 스스로 행동할 수 있도록 이끌어내면 자존감 유지에 도움이 됩니다.

다만, 치매가 중기 이후로 진행되면 단서를 인식하거나 이해하는 능력이 떨어질 수 있습니다. 그때는 단서를 더 단순하게 바꾸거나 보호자의 설명과 함께 제공하는 방식이 더 좋습니다.

• 양치 순서 그림 붙이기

욕실 거울 옆에 칫솔, 치약, 물컵 등의 순서를 그림이나 아이콘으로 시각화하여 붙여 보세요. 순서에 따라 자연스럽게 따라 할 수 있어, 혼란을 줄이고 독립성을 높일 수 있습니다.

• 가스레인지 옆 '사용 후 불 끄기' 메모

자주 사용하는 조리기구 근처에 '불 끄기!' '가스 확인!' 등의 짧은 문장을 메모해 붙여 두면, 안전사고를 예방하는 데 도움이 됩니다.

• 식사 후 약 복용 그림 붙이기

식탁 위나 밥상 근처에 '밥 → 약' 순서를 보여 주는 간단한 그림이나 사진을 붙여 보세요. 식사 후 약 복용이 자연스럽게 이어질 수 있습니다.

04
지남력의 저하

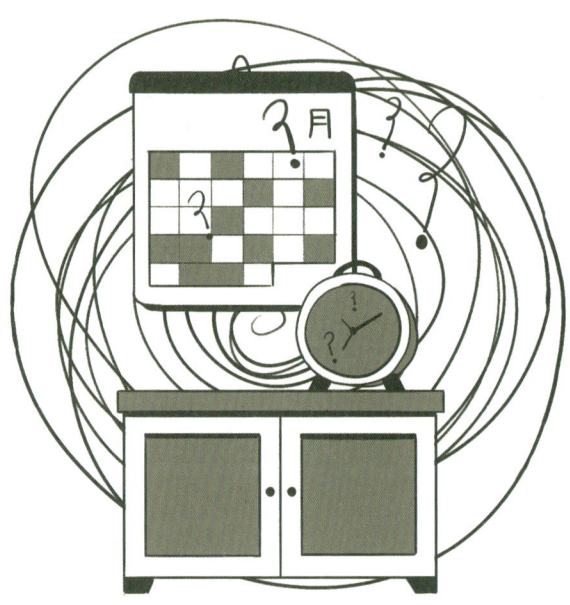

1. 눈에 보이지 않는 개념의 어려움

치매 초기에는 **숫자, 시간, 방향, 관계처럼 눈에 보이지 않는 개념을 이해하는 데 어려움**이 생깁니다. 예를 들면, "오늘은 몇 월 며칠이야?" 같은 질문에 대답하기 힘들어하거나, 방향을 물어봤을 때 헷갈려 하는 모습을 볼 수 있습니다. '내일' '다음 주' '만약에' 같은 미래나 조건을 말하는 표현도 점점 더 이해하기 어려워질 수 있습니다. 머릿속에서 보이지 않는 '개념'을 떠올리고 이해하는 일이 자연스럽지 않게 되는 것입니다.

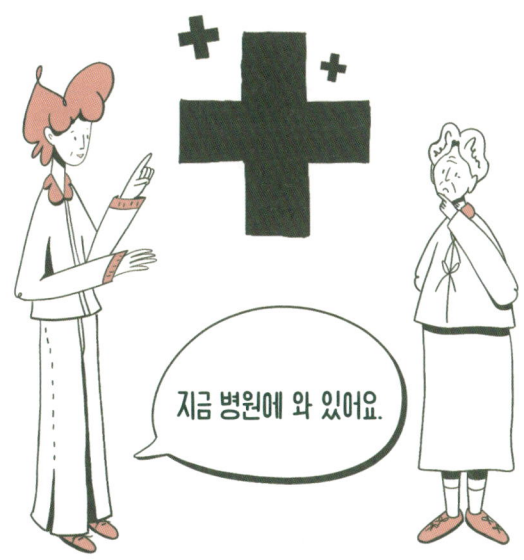

지금 병원에 와 있어요.

2. '지금'과 '여기'를 중심으로 대화하기

이 시기에는 환자가 "지금이 몇 월 며칠이야?" "언제야?" 같은 질문을 반복할 수 있습니다. 이는 단순한 건망증이 아니라, 시간과 상황을 머릿속에서 정리하는 능력(지남력) 자체가 약해졌기 때문입니다. 그러니 같은 질문을 반복해도 "아까 말했잖아요"라고 지적하거나, 당황하지 않도록 주의해야 합니다.

대신 "지금 점심시간이에요." "지금 병원에 와 있어요."처럼 현재의 시간과 장소를 명확하게 말로 제시해 주는 것이 도움이 됩니다. 대화에서는 미래를 예고하거나, 조건을 걸어 말하기보다는 **지금 이 순간 해야 할 일을 간단하고 명확하게** 이야기하는 것이 좋습니다.

77

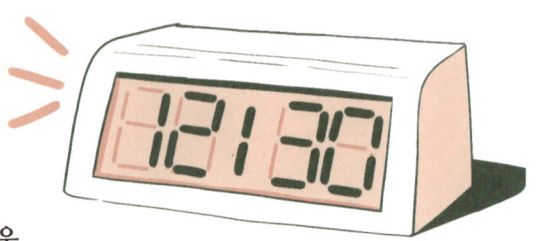

3. 시간 개념의 어려움

 시간 개념이 어려워지면, '1시까지 준비하세요'처럼 숫자와 시각 개념이 포함된 표현은 환자에게 혼란을 줄 수 있습니다. 이럴 때는 구체적인 시간 표현보다는 상황 중심으로 바꿔 말해 보세요.

> "1시까지 준비해 주세요." X → "지금 옷 갈아입을 시간이에요." O

> "이따가 병원 가야 하니까 서둘러 주세요." X → "곧 나가야 하니 옷 입어요." O

 또한, '지금'과 '여기'를 중심으로 현재 상황을 직접 안내하는 말이 효과적입니다. 시공간 지남력 저하를 보이는 환자에게는 눈에 잘 띄는 곳에 큰 글씨의 달력이나 디지털 시계를 배치하는 것도 도움이 됩니다. 예를 들어, "지금은 화요일이에요" "점심 먹을 시간이에요" 처럼 현재 시점을 반복적으로 말해 주는 언어적 단서는 혼란을 줄이고 예측 가능한 일상을 돕는 데 유용합니다.

판단력의 약화

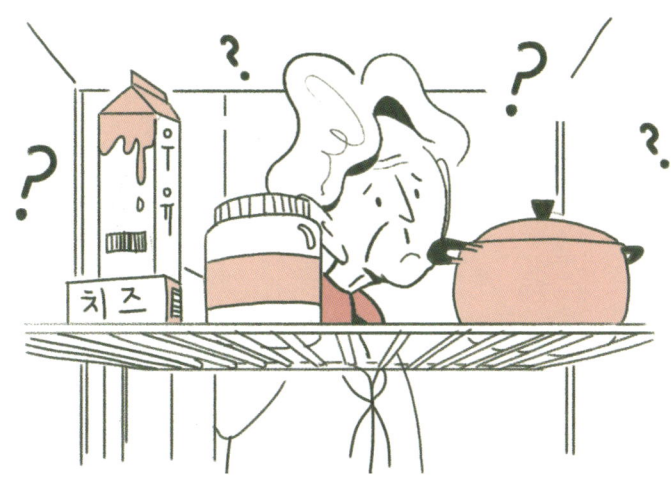

1. 판단과 선택이 어려워지는 초기 변화

치매 초기에는 **'어떤 상황에서 무엇을 해야 할지'를 결정하는 판단력이 약해지기 시작**합니다. 판단력은 안전을 지키고, 타인과 관계를 맺고, 일상의 다양한 계획을 세우는 데 중요한 역할을 합니다. 판단력이 약해지면 해야 할 일을 미루거나 망설이게 되고, 복잡한 상황에서 쉽게 혼란스러워 할 수 있습니다. 먹고 싶은 것을 선택하거나 하고 싶은 일을 표현하는 것도 점점 어려워질 수 있습니다. 때문에 환자가 무엇을 원하는지 보호자가 점점 알아차리기 힘들어집니다. 이러한 변화를 이해하고 환자가 스스로 선택할 수 있도록 부담을 덜어주는 것이 필요합니다.

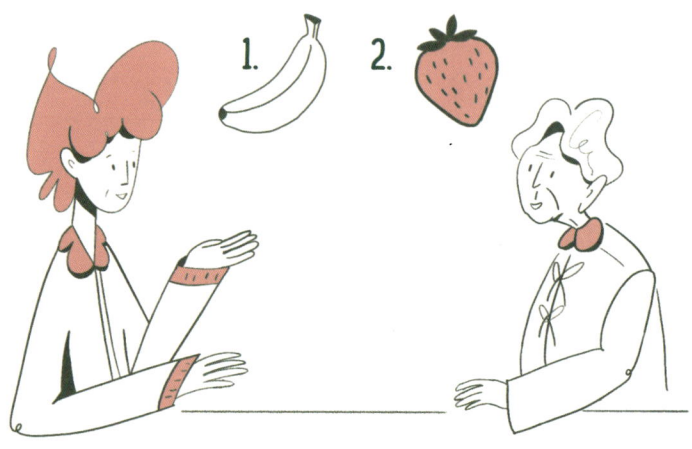

1.

2.

2. 선택지를 좁히고 명확하게 안내하기

환자에게 질문할 때는 '열린 질문'을 피하고, 선택지를 좁혀서 질문하는 것이 도움이 됩니다. 예를 들어, "오늘 간식으로 바나나와 딸기 중 어떤 거 드실래요?"처럼 두 가지 중 고를 수 있게 해 주는 것이 좋습니다. 만약 두 가지 선택도 부담스러워 한다면, 보호자가 결정을 내려서 "오늘은 딸기를 준비했어요. 딸기 드셔 보세요."처럼 부드럽고 명확하게 안내해 주는 것도 방법입니다. 특히 복잡한 질문이나 여러 단계를 설명하는 것은 혼란스러울 수 있으므로, 간단하고 명확한 말로 친절하게 안내하는 것이 중요합니다.

06
치매 초기의 언어소통 방법

치매 초기에는 기억이나 판단력뿐 아니라 언어 표현과 이해에서도 미묘한 어려움이 시작됩니다. 보호자가 이러한 변화를 이해하고 상황에 맞는 소통 전략을 활용하면, 환자의 불안을 줄이고 더 긍정적인 상호작용을 만들 수 있습니다. 앞에서 살펴본 내용을 바탕으로 이 시기에 도움이 될 수 있는 언어소통 방법들을 알아보겠습니다.

1. 방해 요소를 줄이고, 조용한 환경에서 이야기해요.

TV나 라디오 소리, 지나가는 사람들의 말소리처럼 주의를 흐트러뜨리는 요소들을 줄여 주세요. 대화에 집중하기 쉬운 조용한 환경에서는 말하는 사람에게 더 잘 집중하고, 이야기를 따라가는 데 부담을 덜 느낄 수 있습니다.

2. 한 번에 하나씩, 주제는 간단하게 말해요.

여러 주제를 동시에 말하면 혼란스럽고 따라가기 어려워요. "오늘 산책 어땠어요?"처럼 하나의 주제를 중심으로 천천히 이야기하면 이해와 반응이 더 쉬워집니다.

3. 기억을 돕는 메모나 사진을 활용해요.

'어제 뭐 했는지' '누구를 만났는지' 기억해내는 게 어려울 수 있어요. 간단한 메모, 사진, 달력 등을 활용해 대화의 실마리를 제공하면, 환자 스스로 말문을 열기 쉬워집니다.

4. 질문은 상황에 맞게 바꿔서 사용해요.

감정이나 의견을 묻는 상황에서는 "기분이 어떠세요?" 같은 개방형 질문이 좋고, 무언가를 결정하거나 행동을 유도할 때는 "식사하러 갈 까요?"처럼 '예/아니요'로 답할 수 있는 질문이 더 적합합니다.

5. 선택지를 두 가지로 줄여서 제시해요.

너무 많은 선택은 오히려 혼란을 줄 수 있어요. 예를 들어, "음악 들을 까요, TV 볼까요?"처럼 두 가지 중에서 고를 수 있게 도와주세요. 스스로 선택했다는 느낌이 들면 자존감에도 도움이 됩니다.

6. 결정이 어려운 경우엔 부드럽게 안내해요.

환자에게는 선택하는 것 자체가 부담스러울 때도 있어요. 그럴 땐 "오늘은 딸기를 준비했어요. 드셔 보실래요?"처럼 보호자가 자연스럽게 이끌어 주는 말투로 안내하면 심리적인 안정감을 줄 수 있습니다.

7. 천천히 말하고, 기다려 주세요.

말이 느려지고 생각이 정리되는 데 시간이 걸릴 수 있어요. 답을 재촉하지 말고, 말할 시간을 충분히 주는 것이 중요합니다. 따뜻하고 편안한 분위기에서 기다려 주는 태도는 환자가 더 편하게 표현할 수 있도록 도와줍니다.

※ 꼭 기억하세요! : 복잡하지 않게, 따뜻하게, 하나씩 천천히.

초기 단계의 언어소통은 환자의 마음을 편안하게 해 주는 것에서 시작됩니다.

III - 치매 중기의 언어소통 특성

　　　중기 단계에 들어서면 언어소통의 어려움이 더욱 뚜렷하게 나타납니다. 문장을 끝까지 이어가지 못하거나, 지시어('그거' '이거')만 사용하는 경우가 많아지고, 질문이나 지시를 여러 번 반복해야 이해하는 상황도 잦아지게 됩니다. 대화 도중 의미 없는 말이나 혼잣말이 늘고, 상대의 말에 적절하게 반응하지 못하기도 합니다. 또한 감정 기복이 심해져 불안하거나 좌절할 때는 말보다 표정이나 몸짓과 같은 비언어적 표현에 의존하는 경우가 많습니다. 이로 인해 언어적 표현 능력이 감소하고, 대화가 단절되거나 오해로 이어질 가능성도 높아집니다.

　따라서 보호자는 말을 간단하게 구성하고, 반복 설명하게 되는 상황을 인내하며, 감정을 안정시켜 줄 수 있는 분위기를 조성하는 것이 중요합니다. 보호자의 민감한 반응이 언어소통의 질을 좌우합니다.

　오른쪽의 체크리스트를 통해 중기 치매 환자의 소통 방식 변화를 파악해 봅시다. 이후 내용을 통해 비언어적 신호를 해석하고, 적절한 반응에 필요한 감각을 길러 봅시다.

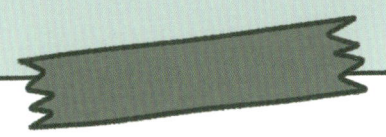

치매 중기의 특징

환자에게 해당되는 것을 골라 보세요.

- - - - - - - - - - - - - -

1. 말이 짧아지고, 문장을 끝맺지 못하는 경우가 많아요. ☐

2. 구체적인 이름 대신 '그거, 저거, 이거' 같은 지시어를 많이 사용해요. ☐

3. 지시 사항이나 질문을 여러 번 반복해야 이해해요. ☐

4. 이야기를 할 때 핵심 내용이 빠지거나 말의 순서가 뒤섞여요. ☐

5. 대화 중 혼잣말처럼 의미 없는 소리를 낼 때가 있어요. ☐

6. 상대방의 말에 적절한 반응을 하지 못할 때가 있어요. ☐

7. 사람 이름이나 관계(가족, 지인)를 말로 설명하는 데 혼란을 보여요. ☐

8. 말을 하기보다는 표정, 몸짓 등 비언어적 표현에 더 의존해요. ☐

9. 감정이 격해질 때 말을 줄이거나 갑자기 화를 내요. ☐

치매 중기 보호자의 역할

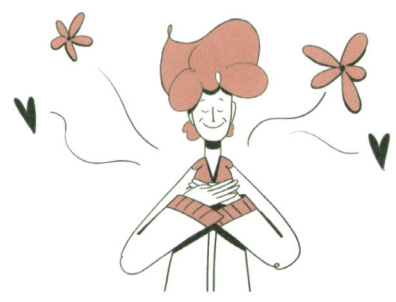

중기 단계에서 보호자가 할 수 있는 가장 중요한 역할은 **일상 속 일관성을 유지하고 안정감을 제공**하는 것입니다. 가능한 한 규칙적인 일상 순서를 정해 반복적으로 유지하고, 환자가 예측 가능한 하루를 보낼 수 있도록 지원해야 합니다. **유연성과 인내심을 갖고 대응**하는 것이 중요하며, 환자의 상태에 따라 **좋은 날과 나쁜 날이 반복될 수 있다는 점을 이해하는 태도**가 필요합니다. 또한, **중기 이후 진행될 시기를 준비**하는 것도 중요합니다. 미래에 필요한 돌봄 계획을 미리 생각해 두고, 환자가 결정할 수 있는 부분에 대해서는 존중하는 자세를 유지해야 합니다. 특히 식사 시간이나 개인 활동과 관련된 일상적인 루틴(routines)을 정하고 지키는 것은 환자의 하루 리듬을 유지하는 데 도움이 됩니다. 점심 식사 전에 간단한 활동(예: 책 보기) 같은 일상을 만들어 주면, 환자가 하루를 보다 의미 있고 안정적으로 보낼 수 있습니다.

02
치매 중기의 특징

　　치매가 중기에 접어들면 인지와 언어기능의 변화가 뚜렷해집니다. 인지 면에서는 지각 능력과 판단력이 저하되어, (1) 일상적인 작업 수행이 점차 어려워집니다. 예를 들어, 옷을 입는 순서를 헷갈려 하거나 중간에 멈추는 모습이 관찰될 수 있습니다. 또한 (2) 감각이 둔해지고, 감정 조절이 어려워지면서 좌절, 분노, 우울감 같은 감정적 반응이 두드러질 수 있습니다.

　언어소통 면에서는 대화의 일관성과 명료성이 더욱 약해집니다. 애매모호한 표현이 많아지고, '이것' '그것' 등 불특정한 대명사의 사용이 늘어나고, 대화 주제가 한정되고 반복되는 경향이 있습니다. 단어가 잘 떠오르지 않아 말을 멈추거나, 대화 흐름이 자주 끊기기도 합니다. 이러한 언어 변화는 대화의 어려움을 키우고 환자 본인에게도 당황감과 불안을 일으킬 수 있습니다.

　따라서 이 단계에서는 보호자가 예측 가능한 일상과 안정된 환경을 유지해 주는 것이 중요합니다. 또한 환자의 언어적·정서적 변화를 세심히 관찰하고, 인내심과 유연성을 갖고 대화를 이어가는 노력이 필요합니다. 이제 중기 단계에서 보호자가 실천할 수 있는 구체적인 방법들을 살펴보겠습니다.

일상적인 작업 수행력 저하

이 시점에 이르면 **치매 환자는 한 가지 일을 시작하거나, 그 일을 끝까지 이어가는 데 점차 어려움을 겪게 됩니다.** 특히, 해야 할 일의 순서나 시기가 헷갈려 실행이 중단되기도 하고, 대화의 흐름을 이어가는 것도 어려워질 수 있습니다. 자신이 무슨 일을 하고 있었는지, 왜 하고 있었는지를 잊어버리는 경우가 많아지므로, 보호자는 이러한 변화를 민감하게 살피고 적절한 지원을 준비할 필요가 있습니다. 하지만 환자에게 맞는 수준의 활동을 제공하면, 여전히 집중하거나 성취감을 경험할 수 있습니다. **환자가 할 수 있는 일을 구체적으로 제시**하고, 복잡하거나 산만한 환경은 정리해 주는 것이 중요합니다.

예를 들어, 세탁기를 돌리는 것이 어렵다면 세탁이 끝난 옷을 정리하는 간단한 작업을 맡기는 식으로 조정할 수 있습니다. 또한, 필요한 물건이나 주제를 명확히 제시해 주어 환자가 당황하지 않고 일상 활동에 참여할 수 있도록 도와야 합니다(예: 늘 아침 준비를 하던 순서대로 냉장고 속 물건을 맨 앞에 두기). 반복 행동이 나타나더라도 부드럽게 대응하고, 상황에 맞게 활동을 조율해 주는 것이 필요합니다.

예시 1

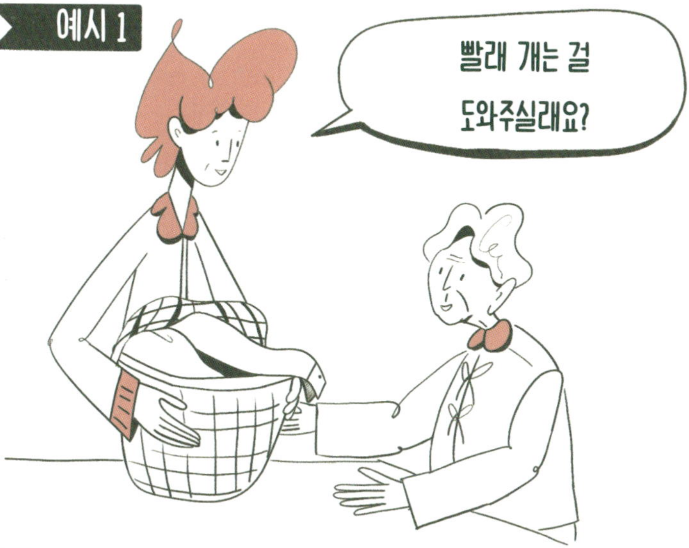

빨래 개는 걸
도와주실래요?

예시 2

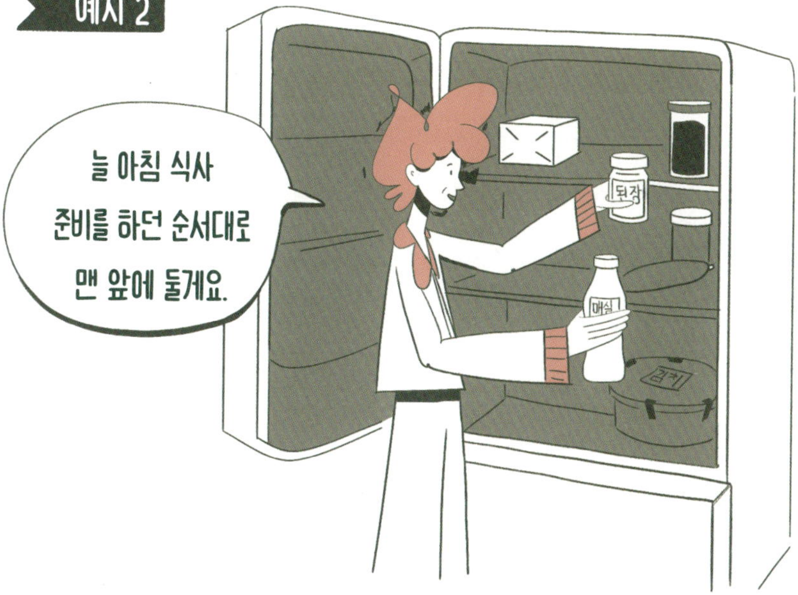

늘 아침 식사
준비를 하던 순서대로
맨 앞에 둘게요.

감각 변화와 감정 반응

일을 이어가는 데 어려움이 커지면, 보호자가 주변 환경을 조정해 일상적인 흐름을 유지하도록 돕는 것이 필요합니다. 하지만 치매가 중기로 진행되면, 일의 순서나 집중력 문제를 넘어 감각기능에도 변화가 나타나기 시작합니다. 때문에 대화와 소통에서도 새로운 어려움이 생길 수 있습니다. 이제부터는 감각 저하가 언어소통에 어떤 영향을 주는지 함께 살펴보겠습니다.

1. 감각 저하의 시작

중기 단계에 들어서면서 환자는 주변 환경을 인식하고 반응하는 감각 처리 기능에 변화가 생깁니다. 청각, 시각, 후각 등의 감각이 둔해지거나, 반대로 예민하게 반응하는 경우도 많아집니다. 감각 저하로 인해 사물을 정확히 인지하지 못하거나, 익숙한 물건조차 낯설게 느끼는 경우가 생깁니다. 예를 들면, 원래 익숙했던 음식 냄새를 이상하게 느끼거나, 익숙한 TV 광고를 보고도 낯선 사람으로 착각하는 경우가 있습니다. 또한, 주변 물체나 움직임을 오해하면서 갑자기 겁을 내거나 예민하게 반응하는 모습이 나타날 수 있습니다.

이러한 감각의 혼란은 환자를 더 불안하게 만들고, 행동에도 어려움을 일으킬 수 있습니다.

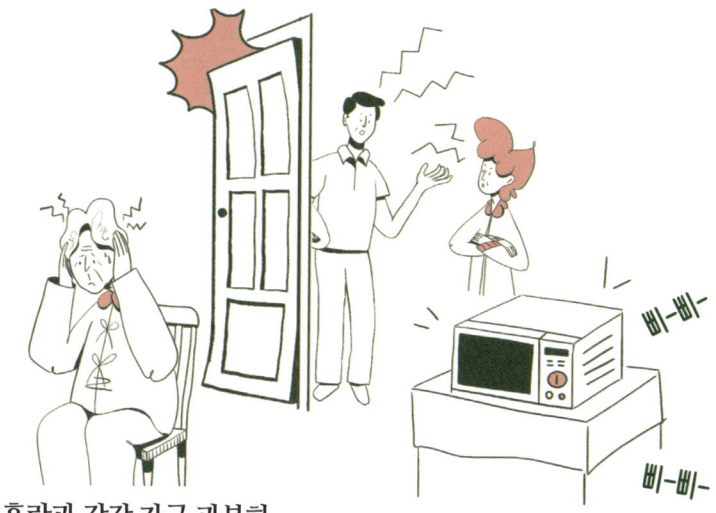

2. 혼란과 감각 자극 과부하

 혼란은 특히 여러 자극이 한꺼번에 몰려올 때 더욱 심해질 수 있습니다. 예를 들어, 문이 쾅 닫히는 소리, TV에서 나오는 빠른 말소리, 전자레인지 알람, 옆방에서 다투는 목소리가 동시에 들리는 상황을 상상해 보세요. 갑작스럽고 강한 자극들이 겹치면 무엇을 먼저 인식하고 반응해야 할지 판단하기 어려워지고, 치매 환자에게는 극심한 스트레스와 불안, 두려움으로 이어질 수 있습니다. 이처럼 감각이 과하게 자극되면, 몸과 마음에 동시에 부담을 주며, 갑자기 소리를 지르거나, 귀를 막거나, 방을 뛰쳐나가는 등 공격적이거나 회피적인 행동으로 이어질 수도 있습니다. 환자가 당황하거나 불안정한 반응을 보일 때, 그것이 과부하된 감각에 대한 방어적 반응일 수 있음을 보호자가 이해하고 받아들이는 것이 중요합니다.

어떻게 말해야 할까요?

> 정신이 없었겠어요.

> 불편하셨군요.

> 치워 드릴게요.

이 시점의 환자에게는 무엇을 말하느냐보다 어떻게 말하느냐가 매우 중요합니다. 환자가 정확히 무엇을 했는지를 따지기보다는 불안감을 줄이고 감정을 안정시킬 수 있는 말투와 표현이 더 효과적입니다.

예를 들어, "왜 그랬어요?" "그건 아니에요"처럼 정확히 하려는 말보다 "불편하셨군요" "제가 도와드릴게요"와 같이 상황을 자연스럽게 넘기고 감정을 수용하는 말이 더 적절합니다. 정정보다는 **수용, 논리보다는 공감을 중심에 두는 것이 핵심**입니다.

중기 무렵의 환자들은 자신의 행동을 잘 설명하지 못하거나, 상황의 원인을 명확히 기억하지 못할 수 있습니다. 그럼에도 환자는 여전히 자신의 감정에 충실하게 반응하고 있으며, 그 감정을 존중받고 있다는 느낌이 들 때 더 편안하게 소통할 수 있습니다.

또한, 감각이 예민해진 환자에게는 말의 내용뿐 아니라 말투와 어조, 주변 환경도 중요합니다. 갑자기 큰 소리로 말하거나 빠른 말투를 사용하는 것은 혼란을 가중시킬 수 있으며, 오히려 조용하고 예측 가능한 분위기에서 천천히 말을 건네는 것이 환자에게 안정감을 줄 수 있습니다. 작은 표현의 차이만으로도 환자는 큰 차이를 보일 수 있습니다. 지적보다는 공감, 다그침보다는 기다림, 설명보다는 수용이 필요합니다. 변화를 빠르게 이해시키기보다 환자가 지금 느끼는 감정에 함께 머물며 반응하는 태도가 바람직합니다.

06
치매 중기의 언어소통 방법

중기에 접어들면, 말보다 표정이나 몸짓 등 비언어적인 표현이 많아지고, 언어로 감정을 전하는 능력은 점차 약해집니다. 실수를 자주 하거나 반복된 질문을 할 수 있고, 감정의 기복도 커지기 때문에 보호자의 반응과 태도가 언어소통의 질에 큰 영향을 미치게 됩니다. 이제 중기 단계에서 특히 도움이 되는 소통 전략을 알아보겠습니다.

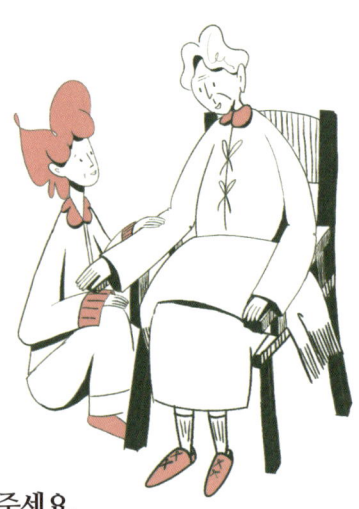

1. 비언어적 신호를 민감하게 읽어 주세요.

중기에는 말로 표현하기 어려운 감정이나 욕구를 표정, 눈빛, 손동작 등으로 대신 표현하는 경우가 많습니다. 불편하거나 긴장된 상태, 기분 좋은 순간 등을 몸짓으로 나타낼 수 있으니, 말보다는 몸 전체로 드러나는 신호에 귀 기울여 주세요.

2. 실수를 지적하지 말고 공감하며 반응해요.

말이 어눌해지거나 단어를 잘못 사용할 수 있어요. 이럴 때 "그건 아니에요"처럼 바로잡기보다는 "괜찮아요, 잘 말씀하셨어요"처럼 환자의 감정을 보호하면서 부드럽게 넘어가는 것이 중요합니다. 정정보다 공감이 더 나은 소통의 시작점이 됩니다.

3. 감정을 안정시켜 줄 수 있는 환경을 만들어요.

감정 기복이 심해지는 시기이므로, 평소보다 더 부드럽고 차분한 분위기가 필요합니다. 함께 웃거나 눈을 맞추는 경험은 정서적 안정감을 줄 수 있고, 혼잣말이나 반복된 말에도 예민하게 반응하기보다는 여유 있는 태도로 부드럽게 이어가는 것이 좋습니다. 편안하고 예측 가능한 환경은 환자가 더 쉽게 소통에 참여할 수 있도록 도와줍니다.

※ 꼭 기억하세요! : 공감하고 기다리며, 말보다 마음을 먼저 읽기

중기 단계에서는 정답을 말해 주는 것보다, 감정을 이해해 주는 태도가 더 깊은 소통으로 이어집니다.

IV - 치매 말기의 언어소통 특성

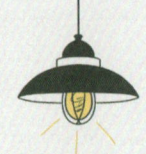

　　치매 말기에 이르면 자발적인 말이 현저히 줄어들고, 때로는 거의 말을 하지 않는 '함구' 상태에 가까워지기도 합니다. 반복되는 짧은 말의 반복, 의미 없는 소리내기, 울음이나 신음 같은 비언어적 반응이 주요한 표현 방식이 됩니다. 간단한 단어조차 떠올리기 어려워지고, '예/아니요'에 대한 응답도 불분명해지는 경우도 많습니다.

　이 단계에는 시선 맞추기, 표정, 신체 접촉, 음악, 향기 등 감각을 통한 소통이 더욱 중요해집니다. 말은 줄어들지만 감정과 반응은 여전히 살아 있기 때문에, 보호자의 존중과 따뜻한 상호작용은 환자에게 깊은 안정을 줄 수 있습니다. 이제는 단어가 아닌 마음으로 전하는 대화가 치매 말기 환자와의 진정한 소통이 됩니다. 보호자가 환자의 신호를 민감하게 받아들이고 반응한다면, 환자는 여전히 '연결되어 있다'는 경험을 할 수 있습니다.

　오른쪽의 체크리스트는 언어(말) 대신 다양한 방식으로 표현되는 신호들을 놓치지 않도록 도와줍니다.

치매 말기의 특징

환자에게 해당되는 것을 골라 보세요.

- - - - - - - - - -

1. 말이 거의 없거나 의미 없는 소리, 또는 외계어처럼 들리는 말소리를 내요. ☐

2. 반복적인 짧은 구절이나 습관화된 말(예: 인사말, 불평 등)만 사용해요. ☐

3. '배고파' '아파' 등 단순한 표현 또는 울음, 신음으로 반응해요. ☐

4. 말 대신 표정, 손짓, 행동 등 비언어적 표현으로 감정이나 의사를 전달해요. ☐

5. 말 대신 물건을 쥐거나 가리키는 방식으로 자신의 욕구를 표현하려고 해요. ☐

6. 질문에 '예/아니요'로도 답하지 못하거나 응답이 불분명해요. ☐

7. 불안하거나 흥분할 때 일관되지 않은 말소리나 음성 반복이 나타나요. ☐

01
치매 말기 보호자의 역할

<**말기 돌봄을 계획할 때**>

- 충분한 시간을 들여 환자가 편안하게
식사할 수 있도록 음식의 질감을 조정합니다.

- 체중 및 수분 섭취 상태를 주기적으로 체크합니다.

- 필요한 경우 삼킴장애 예방 및 관리를 위한 의료진의
지원을 받는 것이 권장됩니다.

말기 돌봄에서는 환자의 삶의 질과 존엄성을 최우선으로 고려해야 합니다. 환자가 가능한 한 편안함을 느낄 수 있도록 감정 및 행동 변화를 민감하게 관찰하고, 신체적·정서적 변화를 존중하는 돌봄을 실천하는 것이 중요합니다.

또한, 말기 돌봄에 대한 결정(예: 치료 중단, 호스피스 연계 등)을 사전에 준비하고 논의하는 것이 필요합니다. 이를 통해 환자의 의사를 최대한 존중하고, 보호자 역시 향후 돌봄 과정에 대비할 수 있도록 해야 합니다.

02
치매 말기의 특징

　　말기 단계에서는 치매 환자의 **전반적인 신체기능과 언어소통 능력이 크게 약화**됩니다. 식사와 삼킴기능이 저하되어 먹고 마시는 데 어려움을 겪고, 보행 능력 역시 감소하여 점차 걷지 못하게 될 수도 있습니다. 이로 인해 일상적인 위생 관리와 기본적인 신체 활동에서도 24시간 지속적인 도움이 필요해지며, 특히 폐렴과 같은 감염에 매우 취약해집니다.

　언어소통 면에서는 자발적인 발화가 크게 줄어들고, 상대방의 말을 그대로 따라 하는 반향어(echolalia) 현상이 나타나기도 합니다. 대화 중 시선을 맞추는 것이 어려워지고, 발음이 부정확해져 상대방이 이해하기 어려운 경우가 많습니다. 또한, 다른 사람이 하는 말을 정확히 이해하지 못하고, 종종 중얼거리거나 반복적인 발화를 보이기도 합니다.

　이 시기의 변화는 환자 본인뿐 아니라 보호자에게도 큰 심리적 부담을 주므로, 변화의 양상을 이해하고 세심한 관찰과 지원이 필요합니다.

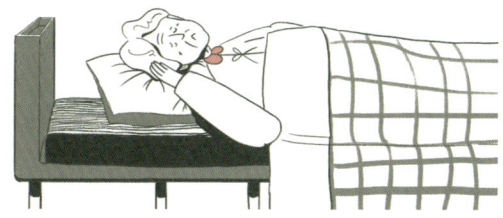

모든 소통이 단절되진 않아요!

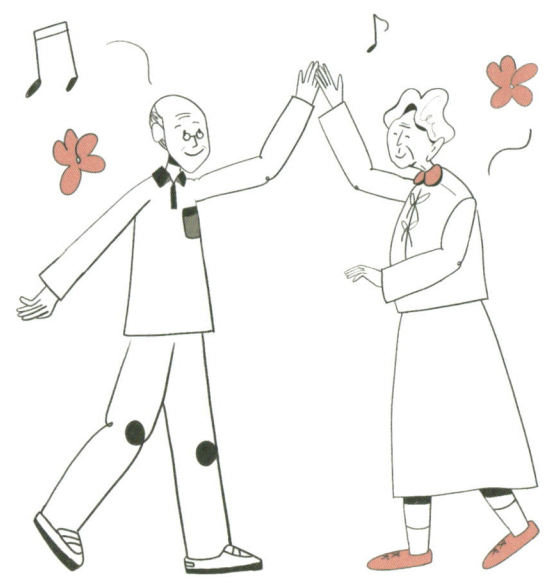

　　말기 단계에 이르면 언어적 소통은 크게 줄어들지만, 그렇다고 해서 모든 소통이 사라지는 것은 아닙니다. 여전히 감정은 느낄 수 있으며, 신체 접촉이나 음악과 같은 감각 자극에 대해 반응할 수 있습니다. 이 시기의 환자는 언어로 표현하기는 어렵지만, 따뜻한 손길이나 익숙한 소리, 부드러운 음악에 감정적으로 반응할 수 있습니다.

　따라서 보호자는 환자가 말로 표현하지 못하더라도, 그 안에 살아 있는 감정과 반응을 존중하며 접근하는 것이 중요합니다. 이러한 감각적 소통은 환자에게 안정감과 위로를 줄 수 있습니다.

치매 말기의 언어소통 방법

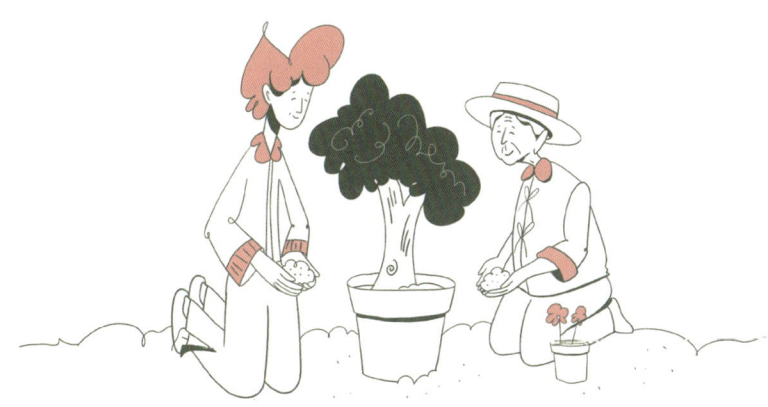

　　말기 치매 환자에게는 더 이상 '말'이 중심이 되지 않습니다. 자발적인 말이 줄어들고, 의미 있는 단어를 표현하기 어려워질 수 있지만, 감정은 여전히 살아 있고, 감각과 접촉을 통해 교감과 반응은 계속될 수 있습니다.

　말기에는 말보다 몸과 마음으로 전하는 소통 전략이 더욱 중요해집니다. 따뜻한 손길, 눈 맞춤, 익숙한 노래, 조용히 곁에 있어 주는 순간들이 언어보다 더 깊은 위로가 되어 줄 수 있습니다. 결국, 말기 치매 환자에게는 '정확한 말'보다는 보호자 혹은 주변 사람들과 여전히 연결되어 있다는 인식이 중요합니다.

더 알아가기

치매 말기, 여전히 교감할 수 있어요!

- - - - - - - - - - - - - -

1. 감각을 자극하는 활동을 함께 해요.

환자가 좋아하던 활동을 단순화해 감각적으로 경험하게 해 보세요. 감각 자극은 기억과 감정을 일깨우는 중요한 열쇠가 됩니다. (예: 흙을 만져 보기, 꽃 냄새 맡기, 익숙한 노래 듣기 등)

2. 말 대신 행동으로 보여 주세요.

말로 설명하기 어려운 경우, 직접 시범을 보여 주세요. 양치 도구를 건네며 같이 손짓하기, 물컵을 들고 마시는 시범 보이기 등을 통해 환자가 자연스럽게 행동을 따라할 수 있도록 돕습니다.

3. 익숙한 기억을 부드럽게 자극해요.

과거 사진, 자주 부르던 노래, 기억에 남는 장소를 함께 떠올려 보세요. 정서적으로 안정되고 편안한 감정을 느낄 수 있습니다.

4. 함께 있는 시간을 조용히 누려 주세요.

말이 오가지 않더라도, 환자 곁에 조용히 앉아 있는 것만으로도 '나는 당신 곁에 있습니다'라는 메시지가 전해집니다. 이런 존재감은 큰 위로가 됩니다.

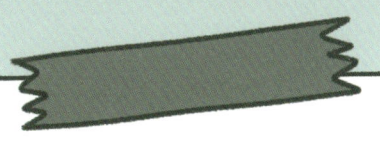

※ 꼭 기억하세요!

치매 말기에는 말보다 감각을 자극함으로, 설명보다 시범으로, 멀리서보다 곁에서 소통해야 합니다. 말기 소통의 핵심은 단어가 아닌 감각과 따뜻한 마음으로 이어지는 연결입니다. 아래 표를 보고 구체적인 목표와 예시를 참고하여 보시기 바랍니다.

	목표	예시
1	휴식과 가벼운 활동으로 하루 유지하기	산책, 베란다 나가기 등
2	과거 기억 떠올리기	사진, 비디오 보기
3	좋아하는 음악 들려주기	익숙한 노래 틀어 주기
4	향기 자극 주기	오렌지 향 맡기, 향 좋은 로션 사용
5	가족·친구의 정기 방문	얼굴 보여 주기, 짧은 방문
6	따뜻한 말 건네기	"좋아해요" "괜찮아요" 같은 말
7	사랑스럽게 포옹하기	부드럽게 안아 주기
8	곁에 있어 주기	말 없이 옆에 앉아 있기
9	신체적 불편 확인하기	욕창, 치아 문제, 근육통 확인

MEMO

5 장

치매 원인 질환별 언어소통의 특성

I – 치매 원인 질환별 언어소통의 특성 개요

　　이번 장에서는 치매를 일으키는 다양한 원인 질환을 살펴보고, 이에 따라 언어기능과 언어소통에 어떤 변화가 나타나는지 살펴보겠습니다. 알츠하이머 치매, 루이소체 치매, 파킨슨병 치매, 혈관성 치매, 전두측두엽 치매 등 각 유형별로 언어적 표현, 이해, 화용, 말 영역에서 나타나는 변화 양상을 알아봅니다. 알츠하이머 치매는 전체 치매 환자의 60~70%를 차지하는 가장 흔한 유형으로서, 연구와 임상 경험이 가장 풍부하게 축적된 질환입니다. 그 외의 치매 유형은 상대적으로 자료가 제한적이나, 해당 보호자가 질환을 얼마나 이해하느냐가 곧 돌봄의 질을 좌우하므로, 이는 간과할 수 없는 중요한 요소입니다. 각 질환별 설명에는 학문적 개념뿐 아니라, 현장에서 적용할 수 있는 구체적인 의사소통 전략도 함께 제시하여, 보호자나 돌봄 제공자가 실제 상황에서 참고할 수 있도록 구성하였습니다.

치매 원인 질환에 따른 분류

치매 중에는 그 원인 질환에 따라 치료를 통해 호전이 가능한 경우(가역성 치매)와, 이미 손상된 뇌세포로 인해 회복이 사실상 불가능한 경우(비가역성 치매)가 있습니다.

가역성 치매	원인을 치료하면 좋아질 수 있어요.
	원인 예시 : 우울증, 갑상선기능저하증, 신경매독과 같은 감염성 질환, 알코올성 뇌병증 등

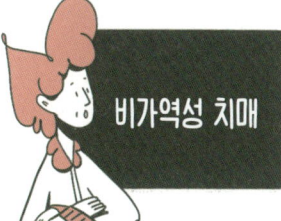

비가역성 치매	뇌 손상으로 완치는 어렵지만, 증상 악화를 늦추는 것이 중요해요.
	치매 예시 : 알츠하이머 치매, 루이소체 치매, 파킨슨병 치매, 혈관성 치매, 전두측두엽 치매

치매는 원인 질환에 대해 치료하거나 제거했을 때 호전 가능성이 있는지에 따라 두 가지 큰 범주로 나눌 수 있습니다. 첫 번째는 가역성 치매로, 치매 증상이 어떤 특정한 원인에 의해 일시적으로 나타납니다. 따라서 원인을 조기에 발견하고 적절히 치료한다면 인지기능이 호전될 수 있습니다. 원인 질환의 대표적 예로는 우울증, 갑상선기능저하증, 감염성 질환 일부(예, 신경매독) 등이 있습니다.

두 번째는 비가역성 치매로, 원인 질환이 뇌세포를 손상시키기 때문에 회복이 불가능한 형태의 치매입니다. 여기에 알츠하이머 치매, 루이소체 치매, 전두측두엽 치매, 파킨슨병 치매 등 퇴행성 뇌질환과 혈관성 치매와 같은 비퇴행성 뇌질환이 포함됩니다. 연구에 따르면, 알츠하이머 치매와 관련된 아밀로이드반이나 루이소체와 같은 특징적인 뇌병리가 흔히 관찰됩니다. 이러한 비가역성 치매가 진행되면 환자의 기억력, 사고력, 언어소통 능력이 점차로 저하되면서 환자 본인은 물론 보호자의 삶의 질에도 큰 영향을 미치게 됩니다. 완치가 어려운만큼, 증상을 잘 관리하고 돌봄을 통해 삶의 질을 지켜 주는 것이 중요합니다. 지금부터 비가역성 치매에 대해 좀더 자세히 살펴보겠습니다.

02 치매의 보편적 증상

1. 알츠하이머 치매 : 처음 발견한 의사인 '알츠하이머'의 이름을 따서 붙여진 병입니다. 기억력이 점차 떨어지고, 언어 능력이 서서히 약해지는 것이 특징입니다. 환자는 최근 대화나 사건을 기억하지 못하고, 같은 질문을 반복하는 경향을 보입니다. 초기에는 단어를 떠올리는 데 어려움을 겪고, 병이 진행됨에 따라 문장이 점점 짧아지고 표현이 매끄럽지 못해집니다.

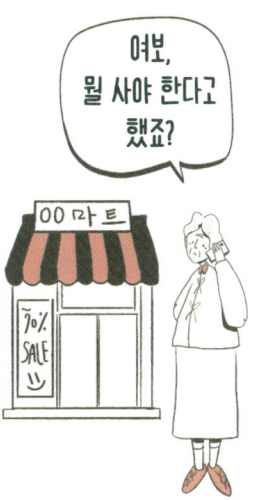

2. 루이소체 치매 : 루이소체 치매는 '루이'라는 독일 의사가 처음 발견한 뇌 속 단백질인 '루이소체'가 쌓여 생기는 치매입니다. 인지기능이 변동되고, 시각적 환각과 망상이 주된 증상입니다. 집중력 저하가 두드러지며 혼동을 보이므로, 대화 중에도 비논리적 발화나 혼란스러운 대화가 일어나며, 언어 표현에 큰 영향을 미칩니다.

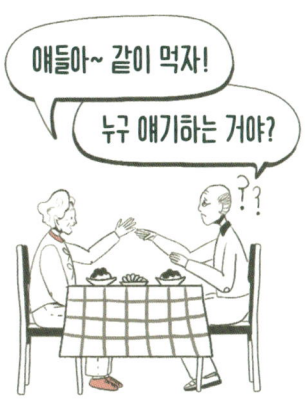

3. 파킨슨병 치매 : 파킨슨병 치매는 파킨 슨병이 상당 기간 진행된 후 기억력, 사고 력, 언어 능력 등이 저하되면서 발생하는 치매입니다. 루이소체 치매와 마찬가지로 주의력 저하와 더불어 운동 능력 저하, 발 음의 어려움이 특징입니다. 환자는 말하는

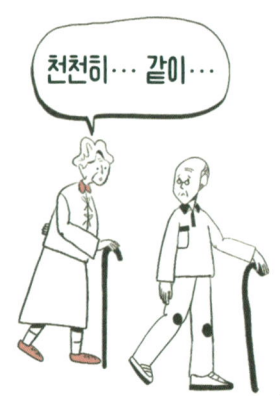

속도가 느려지고, 말의 흐름이 단절되는 경향이 있습니다. 루이소체 치매와 파킨슨병 치매는 서로 구분되기도 하나, 두 질환 모두 '루이소 체'가 뇌에 쌓이면서 발생한다는 공통점을 갖고 있습니다.

4. 혈관성 치매 : 뇌혈관이 막히거 나 출혈로 인해서 나타나는 치매 로서, 기억력과 언어기능에 영향 을 미칩니다. 인지기능 저하가 갑 작스럽게 나타나거나 계단식으로 악화되며, 반복적인 기억 상실, 느

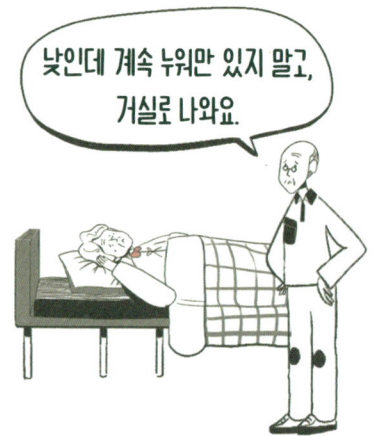

린 사고 속도가 동반될 수 있습니다. 언어적으로는 단어 선택의 어려 움과 문장이 중간에 끊기는 일이 자주 발생합니다. 발음장애, 삼킴장 애 등의 증상이 생기기도 합니다.

5. 전두측두엽 치매 : 전두엽과 측두엽의 문제로 인하여 발생하는 치매로, 60세 미만의 비교적 젊은 연령에서 많이 나타납니다. 주요 특징에 따라 크게 행동변이형과 언어변이형으로 나뉩니다. 행동변이형은 충동적이거나 무관심한 행동, 상황에 맞지 않는 발언 등이 나타납니다.

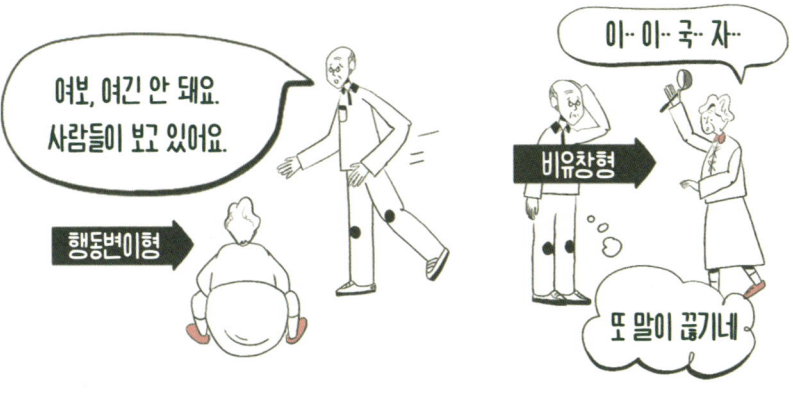

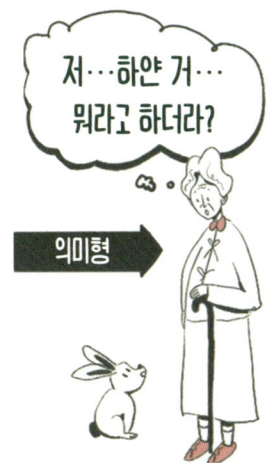

언어변이형에는 비유창형과 의미형이 있습니다. 비유창형은 말이 느리고 끊기며, 문장 구성 등이 어렵습니다. 의미형은 단어의 의미가 희미해지고, 사물의 이름을 떠올리기가 어려워집니다.

치매 유형별
언어기능의 변화

언어 영역 치매 유형	표현	이해
알츠하이머 치매	반복, 단어 표현 어려움, 문장 표현 어려움	문장 이해 어려움
루이소체 치매	반복, 비논리적 말 흐름	이해 반응 지연
파킨슨병 치매	단어 표현 어려움	문장 이해 어려움
혈관성 치매	단어 표현 어려움	문장 이해 어려움
전두측두엽 치매 (행동변이형)	유창하나 사회적 부적절성	상황 맥락 기반의 언어 해석 어려움

여기서는 각 치매 유형의 언어소통 특성을 표현, 이해, 화용, 말(Speech) 네 가지 영역으로 나누어 요약하였습니다. 예컨대, 알츠하이머 치매는 표현과 이해 능력이 점진적으로 저하되는 반면, 전두측두엽 치매는 특히 화용기능 저하가 두드러지는 특징이 있습니다. 여기서 화용이란 언어를 사회적 맥락에서 적절하게 사용하는 능력을 의미합니다. 예를 들어, 대화를 하면서 차례 지키기, 대화의 주제를 유지하기 등이 포함됩니다. 이렇게 구분해서 보면, 환자의 소통 모습을 더 잘 이해할 수 있고, 보호자가 어떻게 도와야 할지도 알기 쉬워집니다.

화용	말(speech)	특이 사항
주제 유지 어려움	양호함	기억력 저하
환시를 보는 듯한 말, 무반응, 맥락 이탈	느림, 반복, 무의미한 말	환시, 망상, 변동성
대화 주도력 약화	작은 목소리	소자증, *말운동장애
대화 맥락 파악 어려움	속도가 느림	혈관 손상 부위에 따라 다양함
충동적 언어, 맥락 무시	정상으로 보임	성격 변화 동반

*말운동장애 : 뇌 신경 손상으로 인해 입술, 혀, 성대 등 말하기 근육의 움직임에 어려움을 겪는 장애.

II - 알츠하이머 치매

　　알츠하이머 치매(AD · Alzheimer's disease)는 가장 흔한 치매 유형으로, 기억력 저하를 중심으로 여러 인지기능이 점차 약화됩니다. 처음에는 새로운 일을 배우거나 기억하는 데 어려움을 겪고, 시간이 지나면서 말하기, 읽기, 판단력 등 다양한 기능에 문제가 생깁니다. 이는 가족들과의 일상적 소통에도 영향을 줄 수 있습니다.

| 진단 기준

 일상 활동을 방해할 정도의 인지 및 행동 증상이 나타나야 하며, 다음 중 두 가지 이상의 주요 인지 영역에서 기능 저하가 나타나야 합니다.

a. 학습 및 기억력 : 새로운 정보를 얻고 유지하는 능력

b. 문제 해결 및 추론 : 복잡한 문제를 해결하고 계획을 수립하며
　　　　　　　　　　처리하는 능력

c. 판단력 : 사회적 판단이나 자기 상태의 인식

d. 시각 및 공간 능력 : 물건 위치 파악이나 방향 감각

e. 언어기능 : 듣고 이해하기, 말하기, 읽기, 쓰기

01
알츠하이머 치매가 인지기능에 미치는 영향

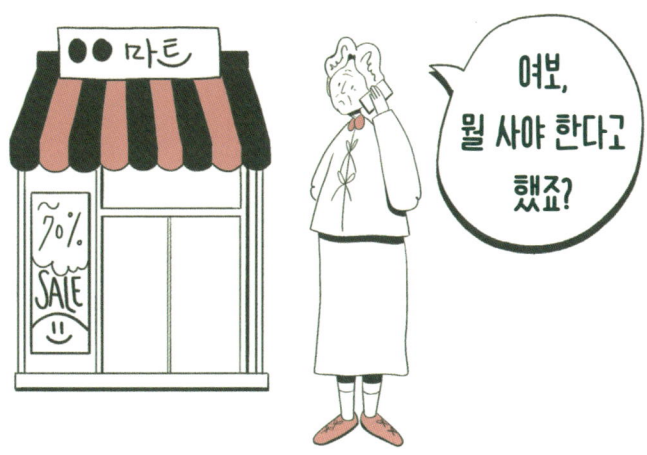

알츠하이머 치매는 특히 '최근 기억'을 잊는 증상이 두드러집니다. 예를 들어, 몇 분 전 대화 내용을 기억하지 못하거나, 약속을 잊은 채 당황하는 모습을 자주 보일 수 있습니다. 이런 경험이 반복되면 환자는 자신감을 잃고, 점차 우울감, 불안, 의심 등의 정서적 감정을 보입니다.

이는 언어소통에도 영향을 미쳐, 과거처럼 자연스럽게 대화를 이어가기 어려워집니다. 비록 완전히 이전의 소통 능력을 회복하긴 어렵지만, 환자가 어떤 부분에서 어려움을 겪고 있는지를 이해하고, 그에 맞는 반응과 도움 방식을 함께 익혀 간다면 의미 있는 소통의 질을 향상시키는 데 도움이 될 수 있습니다.

알츠하이머 치매가 언어소통 기능에 미치는 영향

1. 듣고 이해하기와 말하기 어려움

알츠하이머 치매는 언어를 듣고 이해하는 기능뿐만 아니라 말하는 기능 전반에서도 어려움을 보입니다. 초기에는 적절한 단어가 잘 떠오르지 않거나, 말을 해도 의미가 분명히 전달되지 않기도 합니다. 치매가 더 진행되면 문법이나 말소리는 유지되더라도, 말수가 줄고 웅얼거리거나 말하지 않는 경우도 있습니다. 보호자와의 대화에서 갈등이나 오해가 생기는 배경이 될 수 있습니다.

[예시] 보호자: "지금 뭐 찾으세요?" / 환자:(고개를 돌리며 반응 없음)
→ 이해 또는 반응 조절의 어려움

2. 대화의 시작과 반응의 어려움

알츠하이머 치매 환자들은 자발적으로 말을 시작하지 않거나, 질문에 반응하는 데 시간이 오래 걸리거나, 반응이 전혀 없을 수 있습니다. 대화 중에는 같은 말을 반복하거나, 방금 들은 말을 그대로 따라 말하는 경우도 흔합니다. 이는 언어소통에 대한 의지 부족 때문이 아니라, 기억력, 이해력, 표현력 등 복합적인 언어기능이 전반적으로 저하되면서 발생하는 것입니다.

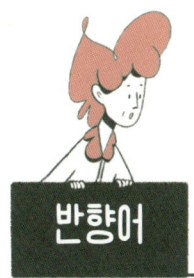

| 반향어 | 다른 사람이 한 말을 그대로 따라 하는 행위 |
| 보속증 | 자신이 방금 한 말이나 단어를 똑같이 반복하는 행위 |

3. 반향어와 보속증

이러한 언어 행동은 언어를 처리하는 뇌 기능이 약해지면서 생기는 현상입니다. 언어를 잊지 않으려는 무의식적인 반응이거나, 인지 처리의 어려움에 대한 보상 전략일 수 있습니다.

[반향어 예시] 보호자 : 식사 맛있었나요? / 환자 : 식사 맛있었나요? → 상대의 말을 그대로 따라함.

[보속증 예시] 보호자: 식사 맛있었나요? / 환자: 식사, 식사, 맛있어, 식사… → 자신이 말한 단어를 반복함.

4. 언어의 맥락적[화용 언어] 어려움

앞에서 설명한 화용(p.113의 내용)은 사회적 맥락에 맞게 언어를 이해하고 표현하는 능력을 뜻합니다. 알츠하이머 치매 환자는 병이 진행되면서 이 능력이 약화되어, 질문에 동문서답을 하거나 상대방 반응과 상관 없이 말을 이어가기도 합니다. 또한 갑자기 화제를 바꾸거나 상황에 맞지 않는 표현을 쓰는 등 대화의 흐름을 조절하기가 점점 어려워집니다. 그 결과 보호자는 대화가 자주 어긋난다고 느끼며, 언어 소통 과정에서 혼란이 생길 수 있습니다.

[예시 1] 보호자: "우산 가져왔어요?" / 환자: "밥은 먹었어?"
→ 질문을 이해하지 못하고 전혀 관련 없는 사회적 인사말로 응답함.

[예시 2] 보호자: "지금 병원에 가야 돼요." / 환자: "어제는 비가 왔잖아. 비가 오니깐…"(이야기가 계속 이어짐)
→ 상대방의 말과 관련 없는 본인의 이야기만 이어감. 대화 순서 조절 실패.

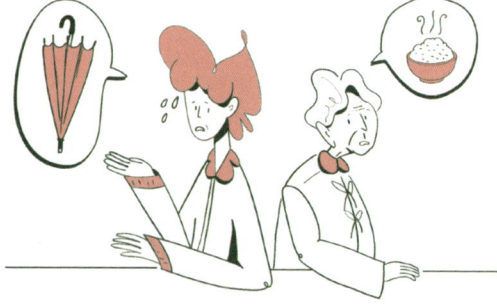

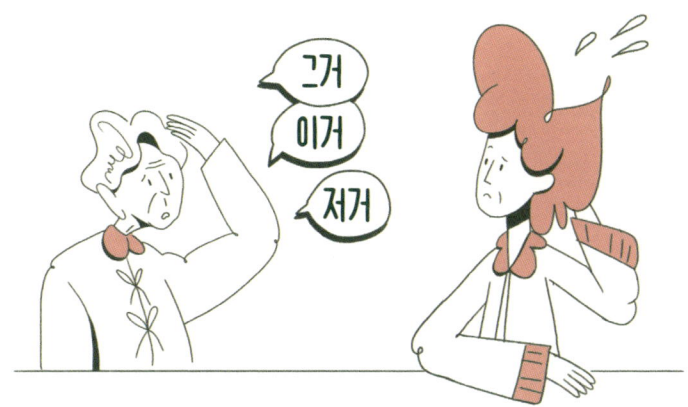

5. 단어 찾기의 어려움

 일상 대화 중 '이거' '그거' 같은 포괄적인 표현을 반복하거나, 말이 중간에 끊기는 일이 잦습니다. 특히 감정이나 상태를 나타내는 추상적인 단어는 더 표현하기 어렵습니다. 이는 어휘를 떠올리고 말로 표현하는 데 관여하는 다양한 인지기능의 저하와 관련됩니다. 그 결과, 말의 흐름을 이어가기가 어렵고, 때로는 발음이 부정확해지는 현상도 동반됩니다.

[예시] 보호자: "뭘 찾으시는 거예요?" / 환자: "그거… 그거 있잖아. 아까 여기 있던 거…."

→ 구체적 사물 이름을 생각해 내지 못하고 '그거'만 반복 사용함.

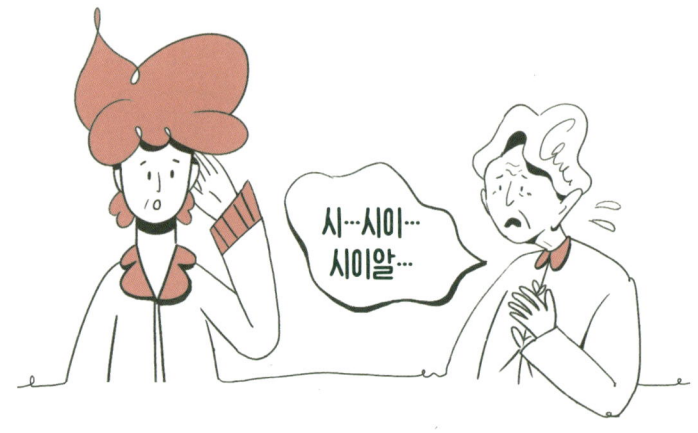

6. 발음의 어려움과 말의 느림

단어를 말하려는 의도는 있지만, 단기 기억의 제한이나 발음 조절의 어려움으로 인해 말이 엉키거나 불분명해지면서 언어 표현이 느려지기도 합니다. 특히 익숙하지 않은 표현이나 처음 듣는 낯선 단어가 포함되는 경우에는 이러한 어려움이 더 뚜렷하게 나타납니다.

[예시] 보호자: "아침 뭐 드실래요?" / 환자: "시…시이…시이알… 어…그 아침에 먹는 거 있잖아."

→ '시리얼'이라는 단어의 발음이 흐려지거나 발음이 불분명해지는 것을 스스로 인식하고 다른 표현으로 바꾸려는 시도.

03
알츠하이머 치매 환자와의 언어소통 방법

기억은 흐릿해도, 감정은 남아 있습니다. 알츠하이머 치매는 특히 최근 기억의 손상과 단어 인출의 어려움이 두드러지는 치매 유형입니다. 이로 인해 같은 질문을 반복하거나 말이 막히고, 복잡한 내용을 이해하지 못하는 일이 많아집니다. 다음과 같은 전략은 환자의 혼란을 줄이고, 안정된 관계를 유지하는 데 도움이 됩니다.

1. 말을 그대로 따라 하거나, 자신이 한 말을 반복할 때는 부드럽게 주제를 바꿔 주세요.

기억력이나 표현력 저하로 인해 따라 말하거나 반복할 때 보호자는 억지로 멈추게 하기보다는 부드럽게 다른 주제로 전환하거나, 짧고 단순한 대화를 유지하는 것이 좋습니다.

2. 같은 질문에도 일관되고 부드럽게 답해 주세요.

질문을 여러 번 받아도 짜증내지 말고, 항상 비슷한 말투와 내용으로 답해 주세요. 매번 다른 표현으로 응답하면 오히려 혼란이 커질 수 있기에 일관된 대응이 중요합니다.

3. 단어 찾기를 도와주는 단서를 주세요.

"그거… 있잖아…"와 같이 표현이 막힐 때는, "혹시 리모컨 말씀하시는 거예요?"처럼 조심스럽고 천천히 단어를 제시하거나, "어떤 것을 말씀하시는지 설명해 주세요"라고 말해 주세요.

4. 비유나 추상적인 표현은 피하고, 구체적으로 말해요.

"그때 정말 큰 전환점이었죠"보다는 "아드님이 결혼하셨잖아요"처럼 인물·장소·사건 중심의 구체적인 표현이 효과적입니다.

5. 과거 기억을 자극하는 활동을 해 보세요.

예전 사진을 함께 보거나, 익숙한 노래를 듣고, 회상 대화를 나눠 보세요. 환자들은 최근 일보다 과거 경험에 더 또렷한 반응을 보이는 경우가 많기 때문에 소통에 도움이 됩니다.

※ 꼭 기억하세요! : 단순하게, 반복적으로, 익숙한 것부터

알츠하이머 치매 환자와의 대화는 새로운 정보보다, 기억 속 이야기를 꺼내는 것에서 시작합니다.

III − 루이소체 치매

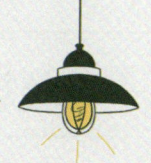

루이소체 치매(DLB · Dementia with Lewy bodies)는 알츠하이머 치매 다음으로 흔한 치매로, 보통 70대 중반 이후에 발병합니다. 뇌 안에 '루이소체'라는 단백질이 비정상적으로 쌓이면서, 기억력뿐만 아니라 주의력, 시공간지각력, 감정 및 수면 기능 등 여러 영역에 문제가 함께 나타납니다. 환자는 현실에 없는 것을 또렷하게 보는 환시를 경험하기도 하며, 밤에는 꿈을 꾸며 몸을 크게 움직이는 렘수면 행동장애가 동반될 수 있습니다. 루이소체 치매는 파킨슨병 치매와 증상이 비슷하여 느린 움직임, 근육 경직 등 파킨슨증이 함께 보이기도 하는데, 인지 저하와 파킨슨증이 1년 이내에 함께 시작되면 루이소체 치매 가능성을 더 높게 봅니다. 언어기능은 초기에는 큰 어려움이 없어 보일 수 있으나, 집행기능 저하와 주의력 변동으로 인해 말이 어눌해지거나 같은 말을 반복하는 모습이 나타나기도 합니다. 말수가 점점 줄어들기도 하므로, 보호자의 세심한 관찰이 필요합니다.

| 진단 기준
• 파킨슨증과 인지기능 저하가 1년 이내에 함께 나타나는 경우
• 생생한 환시 또는 렘수면 행동장애 같은 특징적 증상이 동반되는 경우

루이소체 치매가 인지기능에 미치는 영향

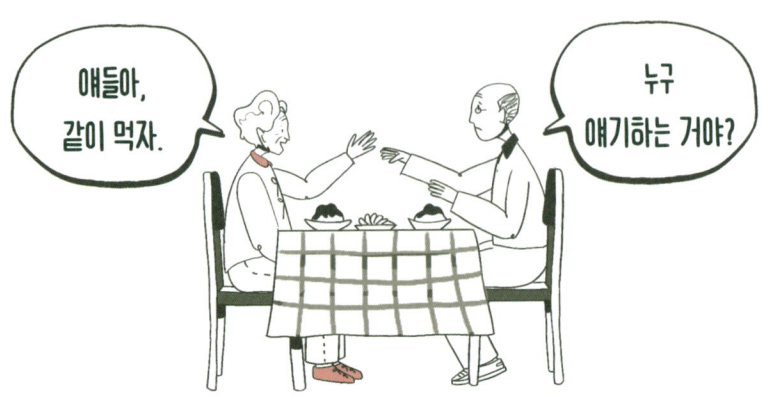

루이소체 치매는 증상의 변화 폭이 크고, 하루 중에도 인지 상태가 달라질 수 있습니다. 어떤 날은 또렷하게 대화가 가능하지만, 다른 날은 혼란이 심해지고 말이 이어지지 않기도 합니다. 주의 집중력이 쉽게 흐트러지고, 생각을 전환하거나 문제를 해결하는 능력이 저하되어 새로운 상황에 적응하거나 여러 가지 정보를 동시에 처리하기 어렵습니다. 또한 시공간 감각이 약해져, 물건을 찾거나 방향을 기억하는 데 혼란을 겪는 경우도 많습니다.

반면, 최근 기억은 알츠하이머 치매보다 덜 손상되는 경우가 있으며, 간단한 지시나 단어 회상은 비교적 잘 수행하기도 합니다. 그러나 전반적으로 인지기능의 들쭉날쭉한 변화로 인해 보호자는 혼란을 느낄 수 있습니다. 이럴 때는 '오늘은 조금 더 힘든 날인가 보다' 하고 변화를 받아들이는 태도가 도움이 됩니다.

02
루이소체 치매가 **언어소통 기능에 미치는 영향**

    루이소체 치매는 말 자체보다는 대화의 흐름과 집중력 유지에 어려움이 나타나는 경우가 많습니다. 환자가 문장을 끝까지 말하지 못하거나, 이야기 도중 갑자기 다른 주제로 넘어가는 일이 자주 있습니다. 때로는 방금 한 말을 기억하지 못하고 반복하거나, 질문에 대한 반응이 엉뚱하거나 엇갈릴 수도 있습니다.

 이런 모습은 말을 잘 못해서라기보다, 주의력이 순간적으로 흐트러지거나 인지 상태가 갑자기 바뀌어서 생기는 경우가 많습니다. 어떤 날은 비교적 명확하게 말하지만, 다른 날에는 뚜렷한 이유 없이 말이 혼란스럽거나 대화가 이어지지 않기도 합니다.

 또한 루이소체 치매는 환시나 착각이 나타날 수 있어, 실제로 존재하지 않는 것을 보거나 듣는 것처럼 말하는 경우도 있습니다. 이런 반응이 있을 때 보호자는 당황할 수 있지만, 이는 병의 특성에서 비롯된 자연스러운 증상입니다.

 대화를 시도할 때는 현실을 바로잡으려 하기보다, 환자의 말에 부드럽게 반응하면서 감정적으로 안정된 상태를 유지해 주는 것이 도움이 됩니다. 말보다는 표정, 시선, 말투 같은 비언어적 소통이 중요한 역할을 할 수 있습니다.

루이소체 치매 환자와의 언어소통 방법

앞에서 살펴본 것처럼, 루이소체 치매 환자는 대화 흐름이 끊기거나 예상치 못한 반응을 보이는 경우가 많습니다. 이런 상황에서 보호자가 어떻게 반응하느냐가 소통의 질을 좌우합니다.

1. 혼란스러운 말에는 즉각적인 정정보다 부드러운 응답을 해 주세요.

환자가 엉뚱한 말을 하더라도 바로잡기보다는 감정을 존중하며 부드럽게 반응해 주세요. "아니에요. 그런 일 없어요"보다는 "그러셨군요, 저도 그렇게 느꼈어요"와 같은 말이 효과적입니다.

2. 갑작스러운 말 전환에는 당황하지 말고, 흐름을 이어가 주세요.

주제를 예고 없이 바꾸는 일이 생겨도 흐름을 억지로 되돌리기보다는 환자의 말을 따라가며 이야기를 천천히 정돈해 주세요.

3. 말보다 익숙한 활동이 도움이 되는 시간대도 있어요.

집중이 잘 안 되는 시간에는 대화보다는 산책, 음악, 간단한 식사 준비 등 익숙한 활동을 통해 정서적 교감을 나누는 것이 더 안정감을 줄 수 있습니다.

4. 예측 가능한 환경과 말투가 중요합니다.

갑작스러운 변화나 큰 소리는 혼란을 가중시킬 수 있으니, 편안하고 일정한 말투, 반복되는 생활 리듬을 유지해 주세요.

※ 꼭 기억하세요!

말이 중요한 게 아니라, 관계를 잇는 방식이 중요합니다. 루이소체 치매 환자에게는 혼란을 줄이고 신뢰를 유지할 수 있는 안정된 소통 환경이 가장 큰 도움이 됩니다.

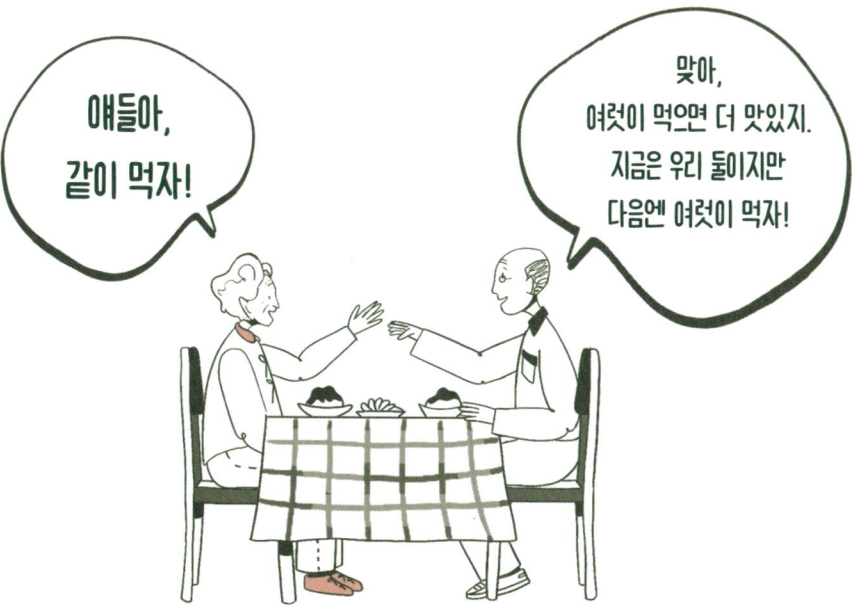

IV - 파킨슨병 치매

파킨슨병은 처음에는 주로 몸의 움직임에 문제가 생기는 질환으로 알려져 있지만, 시간이 지나면서 생각하고 계획하는 능력, 주의력, 기억력에도 영향을 줄 수 있습니다. 그래서 어떤 일을 자꾸 잊거나, 같은 말을 반복하는 모습이 나타날 수 있습니다. 이후 몇 년 이내에 인지 저하가 나타나면 '파킨슨병 치매(PDD · Parkinson's disease dementia)'로 진단하게 됩니다. 실제로 파킨슨병을 가진 사람들은 그렇지 않은 사람들보다 치매가 나타날 가능성이 더 높다는 연구도 있습니다. 이러한 변화는 단순한 노화가 아니라 병의 진행에 따른 자연스러운 증상임을 이해하고 대응하면 훨씬 도움이 됩니다.

| 진단 기준
파킨슨병 진단을 받은 뒤, 수년 내에 인지 저하가 나타나는 경우

| 특징
파킨슨병의 인지장애와는 달라요. (예 : 양치 후 세수, 세수 후 머리 손질과 같은 일상 루틴을 순서대로 하기 어려워요.)

01
파킨슨병 치매가 인지기능에 미치는 영향

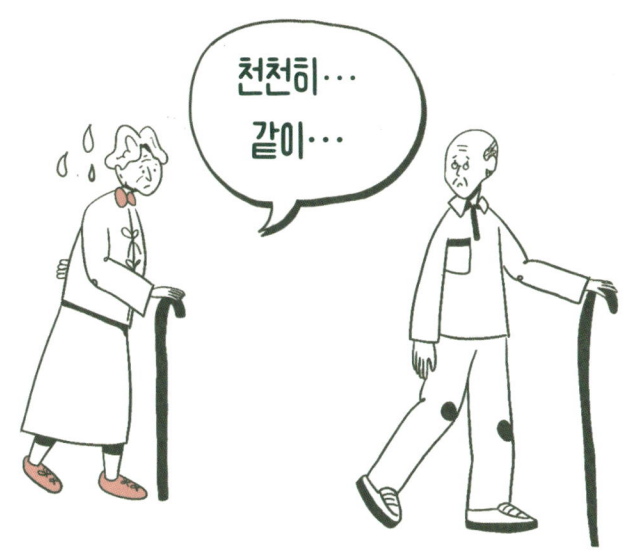

천천히…
같이…

　파킨슨병 치매는 기억력 저하뿐 아니라, 어떤 일을 순서대로 계획하고 실행하는 능력(실행기능)에 큰 어려움이 나타납니다. 예를 들어, 순서를 착각하거나, 하던 일을 중간에 멈추는 일이 자주 생길 수 있어요. 기억을 떠올리는 데 시간이 오래 걸리고, 스스로는 잘 기억하지 못해도 힌트를 주면 기억을 떠올리는 모습이 나타나기도 합니다. 또한, 주의력이 쉽게 흐트러지고, 사실이 아닌 것을 믿는 망상, 꿈 속 행동을 실제로 옮기는 수면장애, 아무 의욕이 없는 무관심 등의 증상도 함께 나타날 수 있습니다. 이런 변화는 환자의 태도 때문이 아니라 병의 영향으로 생기는 자연스러운 증상입니다.

02
파킨슨병 치매가 **언어소통 기능에 미치는 영향**

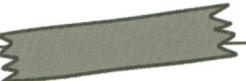

- 글씨를 작게 흘려 써요(소자증).

- 말이 느려지고 끊기기도 해요.

- 목소리 크기가 작아지거나 속도를 조절하는 데 어려움이 있어요.

- 이야기를 할 때 주제를 바꾸게 되면,

적절하게 대화를 이어가기가 어려워요.

파킨슨병 치매 환자들은 언어소통에서도 여러 가지 어려움을 보일 수 있습니다. 말하는 속도가 느려지고, 중간에 끊기거나, 목소리가 작아져 잘 들리지 않는 경우가 많습니다. 이런 변화는 성대 근육이 굳어지는 발성의 어려움 때문입니다. 또한 문장을 만드는 데 시간이 오래 걸리거나, 대화 주제를 바꾸는 데 어려움을 겪기도 합니다. 상대의 말을 듣고 적절히 반응하는 것도 늦어지기 때문에, 대화가 끊기거나 어색하게 느껴질 수 있습니다. 이러한 소통의 변화는 파킨슨병 치매의 특징 중 하나이므로, 보호자는 천천히 말하고 환자의 반응을 기다려 주는 자세가 필요합니다.

파킨슨병 치매 환자와의 **언어소통 방법**

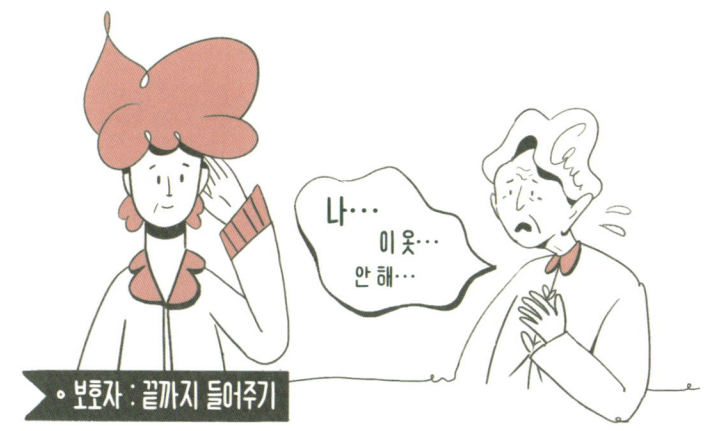

나…
이웃…
안 해…

○ 보호자 : 끝까지 들어주기

파킨슨병 치매 환자는 말이 작고 느리게 나오거나 발음이 부정확해 대화 상대가 이해하기 어려운 경우가 많습니다. 말하기에 시간이 걸리는 특성을 고려하여, 환자의 말을 끝까지 기다리고 반복해서 확인하는 태도가 필요합니다.

1. 환자의 말이 느릴 때는 기다려 주세요.

말이 중간에 끊기거나 작게 들릴 수 있지만, 끝까지 들어주는 태도가 중요합니다.

2. 확실하게 알아듣지 못했다면, 다시 한 번 부드럽게 확인해 주세요.

"다른 옷을 입고 싶으신 거죠?"와 같이 환자의 말을 반복해 확인해 주세요.

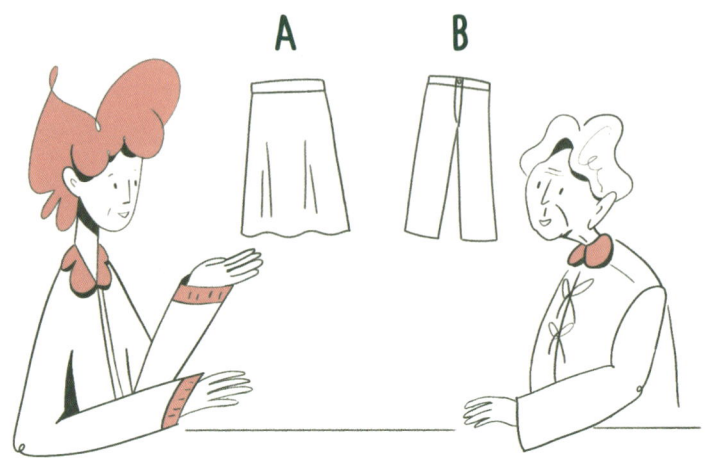

3. 폐쇄형 질문으로 선택지를 줄여 주세요.

"이 옷 입으실래요, 아니면 저 옷 입으실래요?"처럼 예/아니요로 대답할 수 있는 질문은 이해에 도움이 됩니다.

4. 손짓이나 그림 등 다른 표현 방식도 함께 사용해 보세요.

언어 외에 시각적인 단서나 몸짓을 활용하면 의사소통이 훨씬 수월해집니다.

※ 꼭 기억하세요!

말이 느리거나 부정확해도 환자의 의사 표현은 여전히 중요합니다. 기다리고, 확인하고, 함께 표현 방법을 찾아주는 태도가 가장 효과적인 소통입니다.

V – 혈관성 치매

　　혈관성 치매(VaD·Vascular dementia)는 뇌졸중을 겪은 분들 사이에서 흔하게 나타납니다. 뇌혈관이 막히거나 손상되면 뇌의 특정 부위 기능이 저하되어 인지나 언어 능력에 다양한 변화가 나타납니다. 알츠하이머 치매처럼 서서히 진행되기도 하지만, 갑작스럽게 악화되는 경우도 많아 증상 변화가 뚜렷하고, 예측하기 어렵습니다.

　보호자 입장에서는 하루하루 반응이 다른 모습에 혼란을 느낄 수 있습니다. 특히 이 치매는 손상된 뇌 부위에 따라 증상이 다양하기 때문에, 같은 진단을 받았더라도 언어소통의 어려움은 사람마다 매우 다르게 나타납니다.

| 진단 기준
　뇌동맥 경화로 인한 뇌혈류 감소 또는 뇌경색 등의 뇌졸중 이후 발생합니다.

| 특징 : 변이적이고 변화무쌍하다.
– 병변 위치와 범위에 따라 증상 다양하다.
– 인지기능과 언어기능 모두 변이적이다.
– 순수한 형태의 혈관성 치매는 드물고, 알츠하이머 치매 등 다른 치매와 병합된 혼합형 치매가 흔하다.

01
혈관성 치매가 인지기능에 미치는 영향

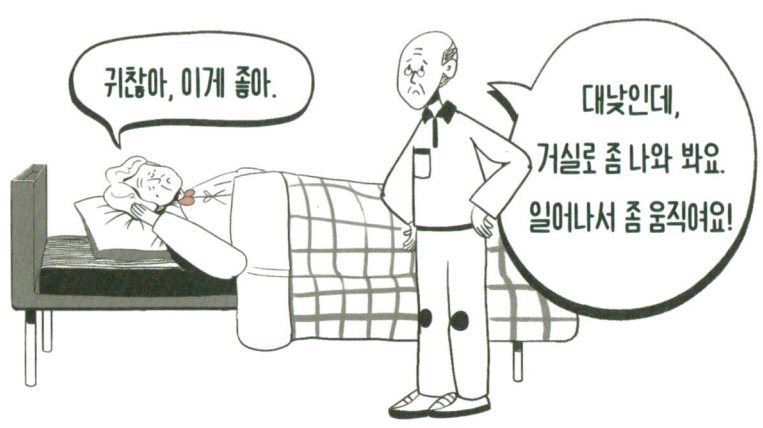

　　혈관성 치매는 손상된 뇌의 위치와 범위에 따라 다양한 인지 변화가 동반되며, 정서적인 면에서도 큰 영향을 줍니다. 많은 환자들이 우울하거나 불안한 감정을 경험하고, 이전과는 다른 성격 변화를 보이기도 합니다. 또한 집중하기 어렵고, 상황을 판단하거나 순서를 정해 무언가를 계획하는 능력이 떨어지며, 생각을 바꾸거나 새로운 정보를 받아들이는 데도 시간이 걸립니다.

　이러한 변화는 보호자에게 낯설고 갑작스럽게 느껴질 수 있지만, 이는 혈관성 치매에서 자주 나타나는 자연스러운 경과임을 이해하는 것이 중요합니다. 질환으로 인한 환자의 행동 변화를 의도적인 행동이나 성격 문제로 오인하지 않고, 질환 특성으로 이해하고 수용하는 태도가 돌봄의 첫걸음입니다.

02
혈관성 치매가 언어소통 기능에 미치는 영향

　　혈관성 치매 환자에게서 자주 나타나는 언어적 어려움은 다음과 같습니다. 말을 시작하기까지 시간이 오래 걸리고, 단어를 떠올리지 못해 머뭇거리는 경우가 많습니다. 문장이 짧고 단순해지며, 말의 흐름도 부자연스럽고 단절된 느낌을 줍니다. 발음이 부정확하거나 말의 속도가 느려지는 경우도 있는데, 이는 뇌혈관 손상으로 인한 운동 조절 능력 저하와 관련이 있습니다. 또한 대화 주제를 유지하지 못하고 갑작스럽게 화제를 바꾸거나 연관 없는 이야기를 꺼내는 등, 맥락을 이어가는 데 어려움을 보이기도 합니다.

알츠하이머 치매와의 차이점

　두 유형 모두 단어 인출이 느리고, 문장 이해와 표현이 어렵다는 공통점이 있습니다. 그러나 혈관성 치매는 손상된 뇌혈관의 위치와 범위에 따라 증상이 다양하게 나타납니다. 예를 들어, 비유나 풍자 같은 표현은 이해하지만, 대화 흐름을 조절하거나 그에 맞게 반응하는 데 어려움을 겪을 수 있습니다. 때로는 충동적으로 말을 내뱉는 모습도 보입니다. 따라서 환자마다 다른 언어 특징을 이해하고, 그에 맞는 방식으로 반응하는 것이 중요합니다.

혈관성 치매 환자와의 언어소통 방법

충동적인 언어 사용이나 느린 대답도 환자에게는 자연스러운 현상입니다. 혈관성 치매는 뇌손상의 위치와 범위에 따라 인지기능과 감정 조절에 다양한 변화가 나타납니다. 말이 느려지고 단어 순서가 어색해지거나, 감정 기복이 심해 보일 수 있습니다. 다음은 이런 특성에 맞춰 혼란을 줄이고 표현을 돕는 소통 전략입니다.

1. 충분히 생각할 시간을 주세요.

관심의 초점을 바꾸거나 판단하는 데 시간이 오래 걸릴 수 있어요. 답을 재촉하지 말고, 환자 스스로 말할 때까지 기다려 주세요.

2. 감정 변화에 민감하게 반응해요.

갑작스럽게 예민해지거나 언성이 높아질 수 있습니다. 그럴 땐 말수를 줄이고, 감정을 진정할 수 있도록 조용히 함께 기다려 주세요.

3. 말이 어색해도 끼어들지 마세요.

문장이 이상하거나 순서가 엉켜도, 환자의 말을 천천히 기다려 주세요.

4. 복잡한 설명은 나누어 전달해요.

 한꺼번에 많은 정보를 주면 이해하기 어렵습니다. 짧고 간단하게, 한 단계씩 나눠서 천천히 말해 주세요. 필요 시 간단한 메모나 손짓을 함께 활용하는 것도 좋습니다.

※ 꼭 기억하세요! : 단계적으로, 감정을 읽으며, 표현을 기다려 주기.

 느리고 불안정해 보여도, 환자는 여전히 소통하고 싶은 마음을 가지고 있습니다.

VI – 전두측두엽 치매

전두측두엽 치매(FTD · Frontotemporal Dementia)는 뇌의 앞쪽인 전두엽과 옆쪽인 측두엽이 위축되면서 발생하는 치매로, 60세 미만의 비교적 젊은 환자들에게서 자주 관찰됩니다. 이 치매는 기억력 저하보다 행동, 성격, 언어기능 변화가 먼저 나타나는 것이 특징입니다.

환자는 충동적인 행동, 감정 조절의 어려움, 상황에 맞지 않는 언행이나 부적절한 농담을 할 수 있습니다. 또한 언어 사용이 점차 어려워지며, 단어를 떠올리지 못하거나 문장의 의미를 제대로 이해하지 못하는 모습도 나타납니다.

전두측두엽 치매는 진행 속도가 빠른 경우가 많으며, 특히 행동의 변화가 성격 변화처럼 보일 수 있어 보호자가 혼동하기 쉽습니다. 따라서 이를 성격 문제가 아닌 질병으로 인한 뇌 기능 변화로 이해하는 것이 중요합니다.

┃유형

(1) 행동변이형(bvFTD · Behavior variant FTD)

　　성격과 행동의 변화가 먼저 나타나는 경우.

(2) 언어변이형(lvFTD · Language variant FTD)

　　말하기와 이해하기의 어려움이 먼저 나타나는 경우.

01
전두측두엽 치매의 유형

전두측두엽 치매는 행동이나 언어기능 중 무엇이 먼저 저하되느냐에 따라 유형이 나뉘며, 대표적으로 두 가지가 있습니다.

1. 행동변이형 : 감정 조절이나 판단력, 공감 능력 등 사회적 행동에 변화가 먼저 나타납니다. 예를 들어, 이전에는 하지 않던 충동적인 행동을 하거나, 남을 배려하지 않는 말을 할 수 있습니다. 농담처럼 한 말이 상대방에게 상처가 되기도 하고, 사회적 규범에 맞지 않는 행동이 두드러질 수 있습니다. 이런 변화 때문에 보호자는 환자의 성격이 달라진 것처럼 느낄 수 있습니다.

2. 언어변이형 : 말하기와 이해하기 같은 언어 기능에 어려움이 먼저 나타나는 유형입니다. 단어가 잘 떠오르지 않거나, 문장을 이어서 표현하지 못해 대화가 점점 단순해집니다. 예를 들어, 하고 싶은 말을 찾지 못해 머뭇거리거나, 비슷한 말로 돌려 말하기도 합니다. 초기에는 기억력이나 일상생활 기능이 비교적 잘 유지됩니다. 언어변이형에는 의미형 원발진행실어증(svPPA · semantic variant Primary Progressive Aphasia)과 비유창형 원발진행실어증(nfvPPA · non-fluent variant Primary Progressive Aphasia)이 있습니다. 이 내용은 6장에서 더 알아보겠습니다.

02
행동변이형 치매가 언어소통 기능에 미치는 영향

전두측두엽 치매 중 하나인 행동변이형은 말의 형식보다 말을 적절히 사용하는 능력(화용 능력)에 큰 어려움이 나타납니다.

환자는 문장은 잘 만들고 단어도 알고 있지만, 대화를 할 때 상황에 맞지 않는 말이나 상대방을 고려하지 않은 표현을 할 수 있습니다. 예를 들어, 감정이 격해져서 갑자기 화를 내거나, 농담처럼 말을 하지만 듣는 사람이 불편한 경우가 생길 수 있습니다. 이처럼 전두엽 기능이 약해지면, 감정을 조절하거나 상황에 맞게 행동을 판단하는 데 어려움이 생깁니다. 그로 인해 말투나 표현 방식도 상황에 맞지 않게 바뀌는 경우가 많습니다. 보호자 입장에서는 환자의 말투나 표현 방식이 달라지면서, 마치 성격이 변한 것처럼 느껴질 수 있습니다. 그러나 이러한 변화는 성격의 문제가 아니라, 병으로 인한 뇌 기능 변화로 나타나는 언어적 어려움에서 비롯된 것입니다. 따라서 이를 단순한 성격 변화로 받아들이기보다는, 질병에 따른 언어적 변화로 이해하고 접근하는 것이 중요합니다.

03
행동변이형 치매 환자와의 언어소통 방법

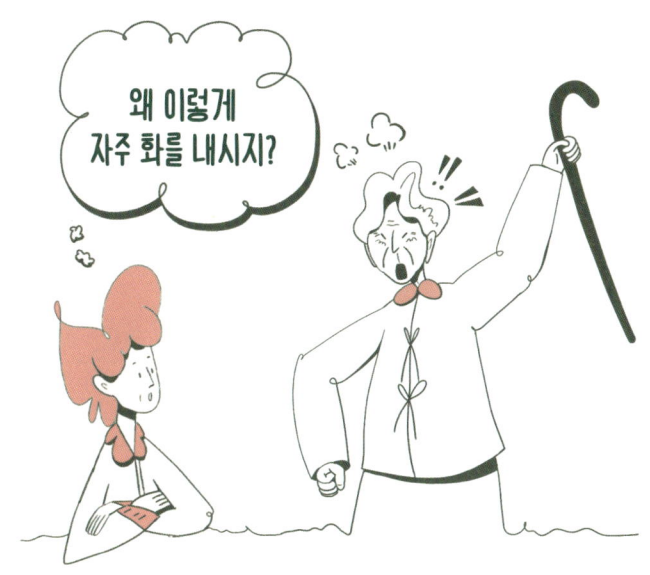

행동변이형 치매 환자는 감정 조절이 어렵고, 충동적인 말이나 상황에 맞지 않는 언어 표현을 보일 수 있습니다. 이는 뇌 기능 저하로 인한 변화이므로, 보호자가 반응을 조절해 주는 것이 중요합니다.

1. 공격적인 말에는 감정적으로 반응하지 마세요.

갑작스럽고 거친 말투를 지적하거나 감정적으로 대응하면 오히려 반발을 유도할 수 있습니다. 침착하게 받아들이고, 상황을 부드럽게 넘겨 주세요.

141

2. 부적절한 말이 나올 때는 조용히 주제를 전환해요.

공공장소에서 어울리지 않는 말이나 농담을 할 수 있습니다. 정면으로 제지하기보다는, 다른 주제로 자연스럽게 넘어가는 것이 효과적입니다.

3. 은유나 농담보다, 직접적이고 구체적인 표현을 사용해요.

사회적 맥락을 이해하는 능력이 떨어질 수 있어 비유적 표현은 혼란을 줄 수 있습니다. "지금 밥 먹자"처럼 명확하고 단순한 말이 더 잘 전달됩니다.

4. 말보다는 행동에서 감정을 읽어 주세요.

감정을 말로 표현하지 못할 수 있으니 표정, 몸짓, 말투의 변화에 주목해 주세요.

※ 꼭 기억하세요! : 지적은 피하고, 감정을 건드리지 않기.

이런 소통은 환자의 자존감을 지켜 주고, 불필요한 충돌을 줄이는 데 큰 도움이 됩니다.

6 장

원발진행실어증

원발진행실어증이란?

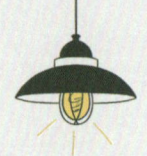

　　전두측두엽 치매에서는 성격과 행동이 크게 달라지는 행동 변이형뿐 아니라, 말과 의사소통에서 어려움이 먼저 나타나는 언어 변이형도 있습니다. 이러한 변화는 환자와 보호자 모두에게 낯설고 당황스러울 수 있습니다. 따라서 환자의 언어 변화를 어떻게 이해하고 도와야 할지 아는 것이 중요합니다. 이 장에서는 전두측두엽 치매의 언어변이형과 가장 관련이 깊은 원발진행실어증(PPA · Primary Progressive Aphasia)을 중심으로 살펴보겠습니다.

　원발진행실어증은 다른 인지기능(예: 기억력, 사고력)보다 언어기능이 가장 먼저 저하되는 신경퇴행성 질환입니다. 초기에는 단어가 잘 떠오르지 않거나 말이 자주 끊긴다고 느낄 수 있습니다. 그러다 점차 읽기 · 쓰기 · 이해 · 표현 전반에 걸쳐 어려움이 나타납니다. 원발진행실어증은 언어 증상에 따라 세 가지 유형으로 나뉩니다.

　의미형(svPPA)과 비유창형(nfvPPA)은 전두엽과 측두엽의 손상과 관련이 있습니다. 그래서 전두측두엽 치매의 언어변이형으로 분류됩니다. **반면 로고페닉형(lvPPA · logopenic variant Primary Progressive Aphasia)**은 알츠하이머병 등 다른 치매에서도 나타날 수 있습니다. 이러한 두 범주의 관계를 이해하면, 환자의 언어 변화가 어떤 유형에 속하는지 더 쉽게 파악할 수 있습니다.

원발진행실어증 유형의 특성

1. 의미형(svPPA): 단어의 의미를 점차 잊게 되며, 단어 말하기와 단어 이해에 어려움을 보입니다. 말은 유창하지만 내용이 빈약하거나 추상적인 단어를 잘 사용하지 못하는 특징이 있습니다.

2. 비유창형(nfvPPA) : 말을 시작하기 어렵고, 문장이 짧고 단순해지며 발음이 부정확해집니다. 말소리가 부자연스럽거나 문법을 틀리게 말하는 현상이 나타납니다.

3. 로고페닉형(lvPPA) : 단어를 떠올리는 데 시간이 걸리고, 문장을 반복하거나 이해하는 데 어려움이 있습니다. 말이 느려지지만 발음은 비교적 정확합니다.

 각 유형마다 말하기 방식과 어려움이 다르기 때문에, 환자의 말하기 특징을 잘 살펴보고 그에 맞춰 도와주면 훨씬 더 편안한 대화를 이어갈 수 있습니다.

원발진행실어증 환자와의 언어소통 방법

원발진행실어증 환자와의 대화에서는 인내가 필요합니다. 말이 막히거나 더뎌도 환자의 생각은 또렷하게 남아 있으므로, 보호자가 충분한 시간을 주고 표현할 수 있도록 도와주는 태도가 중요합니다.

1. 환자의 말을 끝까지 기다리되, 필요할 때는 힌트를 주세요.

환자가 단어를 떠올리는 동안 스스로 표현할 수 있도록 충분한 시간을 주세요. 생각은 분명히 남아 있으므로, 무시하거나 대신 말하지 말고 한 문장이라도 끝낼 수 있도록 도와주는 것이 중요합니다. 기다려 주는 태도는 환자의 표현 의지를 존중한다는 신호가 됩니다. "무,물…"처럼 말이 막히면 "물 드시고 싶어요?"처럼 단서를 제시해 문장을 함께 완성할 수 있지만, 재촉하거나 말을 빼앗지 않도록 주의하세요.

2. 보완대체의사소통 도구를 적극 활용하세요.

보완대체의사소통(AAC · Augmentative and Alternative Communication)이란 말을 대신하거나 보완하는 것을 말합니다. 보충하는 그림, 키워드, 사진, 몸짓, 전자기기 등이 보완 도구입니다. 예를 들어, 단어가 떠오르지 않을 때 그림이나 사진을 가리키도록 하여 대화에 더 쉽게 참여할 수 있도록 보완해 줍니다. 비언어적 단서는 언어 부담을 줄여 주고 보호자와 환자 모두에게 자신감을 심어 줍니다.

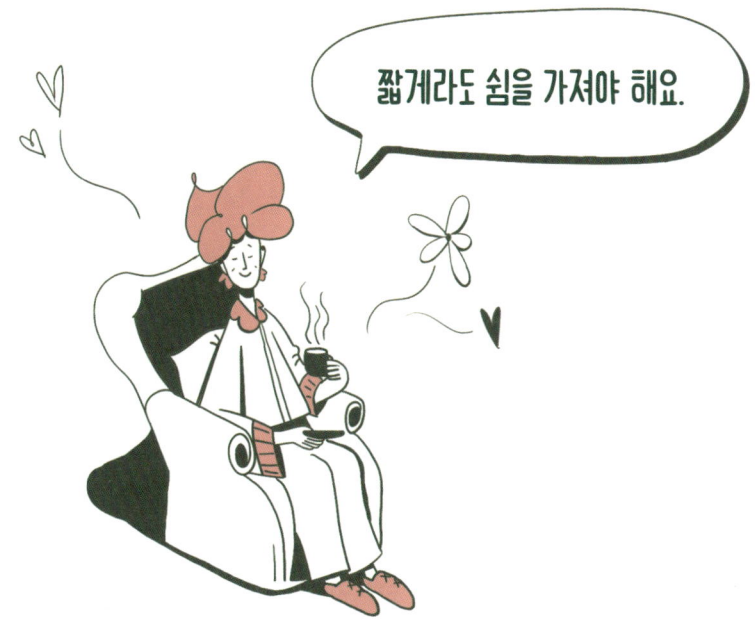

짧게라도 쉼을 가져야 해요.

3. 보호자의 자기 돌봄도 중요합니다.

환자의 말하기 어려움은 보호자의 잘못이 아닙니다. 단어가 잘 떠오르지 않거나 문장이 매끄럽지 않은 것은 질병으로 인한 자연스러운 과정입니다. 그러나 이 과정은 보호자에게도 감정적 부담과 피로를 줄수 있으므로, 스스로 쉴 시간을 마련하는 것이 필요합니다. 가족이나지인과 역할을 나누고, 전문가의 상담을 통해 환자 맞춤형 전략을 배우면, 보호자의 부담을 줄이고 환자에게도 더 효과적인 지원이 가능합니다.

원발진행실어증 환자의
보호자 태도 가이드 표

구분	보호자가 해야 할 일
인내심	환자가 단어를 생각할 때 충분히 기다려 주기
대화 태도	환자의 표현 의지를 존중하고 작은 성취에도 칭찬하기
언어 사용	짧고 명확한 문장, 핵심 단어 위주로 질문하기
비언어적 지원	사진, 키워드, 제스처, *AAC 도구 활용하기
환경 조성	조용하고 방해 없는 공간에서 대화하기
정서적 지원	환자의 감정을 공감하고 실수를 문제 삼지 않기
보호자의 자기 돌봄	가족·지인과 역할 분담, 전문가 상담 받기

*AAC 도구 : 보완대체의사소통 도구

※ 꼭 기억하세요!

 환자의 표현 방식만 달라졌을 뿐입니다. 원발진행실어증 환자와의 소통은 대화를 함께 만들어 가는 협력 과정입니다.

보호자가 피해야 할 일
환자의 말을 중간에 끊고 대신 말하는 것
말이 느리다고 무시하거나 "빨리 말씀해 보세요"라고 재촉하는 것
복잡한 문장을 사용하거나 한 번에 여러 질문 던지는 것
언어 표현만 강요하거나 시각적 단서 무시하는 행동
TV가 틀어진 상태나 소음 많은 곳에서 대화를 시도하는 것
문법적 오류나 단어 착오를 즉시 교정하려 하는 것
모든 부담을 혼자 떠안고 먼저 지치는 것

MEMO

7장

치매환자와의 대화 전략

I – 대화 전 언어소통을 위한 준비

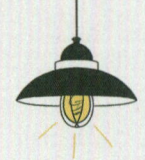

치매 환자와의 소통은 단지 말을 꺼내는 것에서 시작되지 않습니다. 상대방의 상태를 살피고, 편안한 분위기를 만드는 일부터가 중요한 첫걸음입니다. 환자의 몸과 마음이 긴장되어 있거나, 주변 환경이 복잡하고 산만하면 말 한마디를 건네기도 어려워집니다. 반대로 조용한 공간, 따뜻한 시선, 낮은 자세만으로도 소통이 훨씬 수월해질 수 있습니다.

이번 장에서는 본격적인 대화를 시작하기 전, 말보다 먼저 준비해야 할 중요한 요소들을 함께 살펴봅니다. 작은 준비가 환자의 불안을 줄이고, 보호자와 환자 모두에게 더 편안한 대화를 여는 열쇠가 될 수 있습니다.

대화 시작을 위한 환경

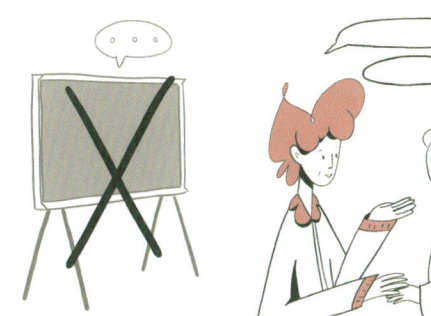
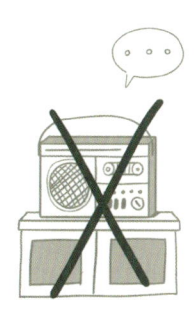

대화를 시작할 때는 서로가 준비되었는지 먼저 살펴보세요.

 내가 피곤하거나 감정적으로 격해져 있거나, 환자가 아직 잠에서 완전히 깨지 않았다면 대화를 잠시 미루는 것이 좋습니다. 서로가 편안할 때 대화를 시작하면, 긍정적인 소통이 이루어질 수 있습니다.

환자가 대화에 집중할 수 있는 환경을 만들어 주세요.

 TV를 끄고, 밝고 조용한 공간에서 대화하세요. 소음과 복잡한 배경을 줄이면 환자가 더 집중할 수 있고, 보호자도 환자의 표현을 이해하기 쉬워집니다.

대화를 시작할 때는 환자의 이름을 먼저 불러 주세요.

 이름을 부르면 환자의 주의를 끌 수 있고, 대화에 더 잘 집중할 수 있습니다.

대화할 때의 위치와 자세

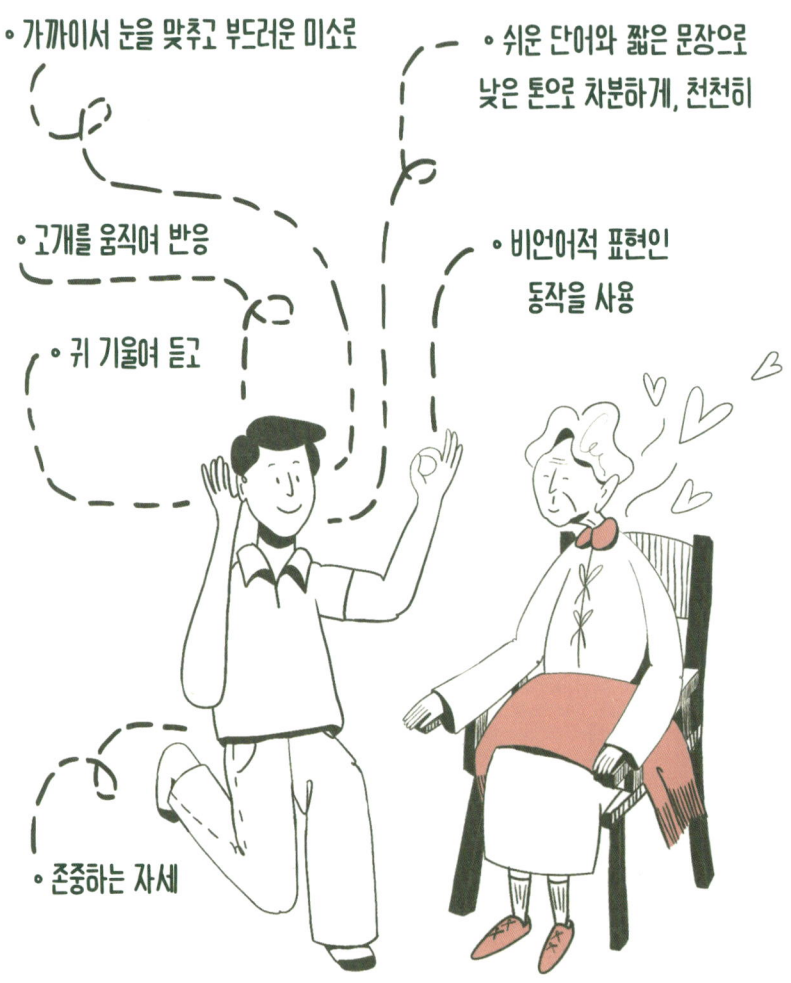

- 가까이서 눈을 맞추고 부드러운 미소로
- 쉬운 단어와 짧은 문장으로 낮은 톤으로 차분하게, 천천히
- 고개를 움직여 반응
- 비언어적 표현인 동작을 사용
- 귀 기울여 듣고
- 존중하는 자세

1. 서로의 눈이 잘 마주치는 위치에서 대화를 시작해 보세요.

치매 환자는 시간이 지날수록 시야가 좁아지고 주변을 인식하는 능력도 감소할 수 있어요. 그래서 대화를 나눌 때는 환자의 눈높이에 맞춰 서로의 얼굴과 입 모양이 잘 보이는 위치에 앉는 것이 중요합니다.

2. 눈을 맞추고 부드러운 표정을 지어 주세요.

눈을 맞추는 것은 단순히 시선을 맞추는 것을 넘어, "당신의 이야기를 듣고 있어요"라는 태도의 중요한 표현입니다. 이때, 부드러운 미소와 함께 고개를 끄덕이거나 반응을 보여 주면 더 효과적입니다.

3. 환자가 몸을 편하게 움직일 수 있는 환경인지 확인해 보세요.

의자 위치, 대화 장소, 주변 물건의 배치 등이 모두 환자의 신체 움직임에 영향을 줄 수 있어요. 가능하다면 대화 중에 등장한 물건을 함께 바라보거나, 직접 가리키며 설명하는 것도 도움이 됩니다. 예를 들어, 사진 속 인물을 함께 지목하거나, 손에 쥔 물건에 대해 이야기하는 것처럼요.

4. 말의 방법만큼이나 소통의 자세도 중요해요.

왼쪽 그림의 자세처럼 가까이에서 눈을 맞추고, 존중하는 태도로 몸을 낮춰 이야기하는 것만으로도 환자는 더 큰 안정감과 신뢰를 느낄 수 있습니다.

어떤 주제로 대화를 시작하면 좋을까?

대화 주제가 막막할 땐, 환자에게 익숙하고 감정적으로 의미 있는 것들을 활용해 보세요. 아래 활동들은 기억과 감정을 자극하여, 자연스럽게 대화를 여는 데 도움이 됩니다.

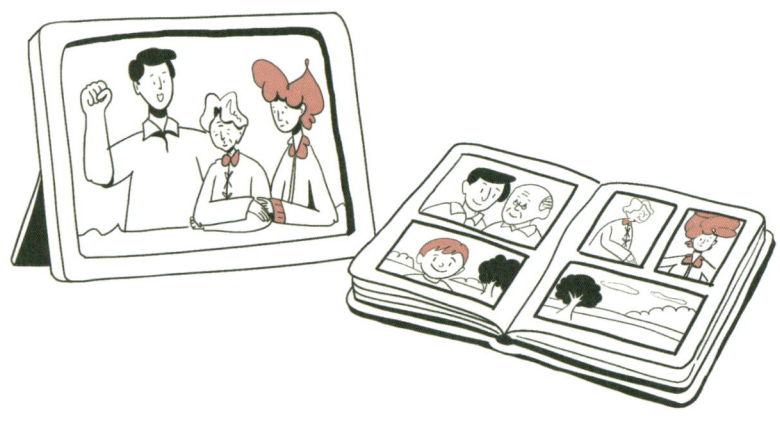

1. 사진 보기

가족 사진, 책, 잡지 등을 함께 보며 "이때 기억나세요?" 하고 말을 건네 보세요. 함께한 순간을 떠올리며 따뜻한 감정을 나눌 수 있습니다.

2. 소중한 물건 함께 살펴보기

환자가 아끼는 물건이 있다면, 그것을 함께 보고 이야기를 나눠 보세요. 그 물건에 얽힌 기억이 자연스럽게 떠오를 수 있습니다.

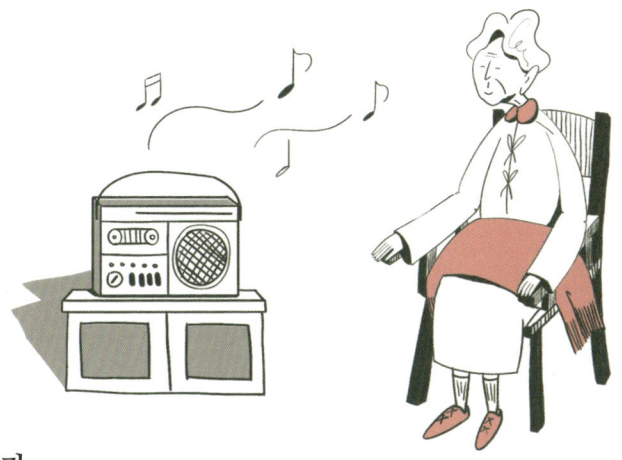

3. 책 읽기

 환자가 좋아하던 책을 읽어 드리거나, 책 내용을 함께 이야기해 보세요. 짧은 시나 글귀처럼 가볍게 대화를 나눌 수 있는 것도 좋습니다.

4. 음악 감상

 젊은 시절 즐겨 들었던 노래를 함께 듣고, 그 시절 이야기를 나눠 보세요. 가볍게 흥얼거리거나 음악에 맞춰 몸을 움직이는 것도 환자에게 활력을 줄 수 있습니다.

5. 취미 공유하기

 이 외에 공유할 수 있는 취미나 활동을 함께 만들어서 이야기를 나눠 보세요. 예를 들어, 꽃이나 뜨개실 등을 함께 만져 보고 정리해 보는 것도 좋은 방법입니다.

II - 대화 중 언어적·비언어적 소통 방법

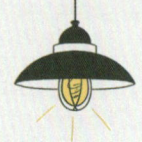

　　치매 환자와의 대화는 단순히 정보를 전달하는 일이 아닙니다. 말의 내용보다도 말하는 태도, 분위기, 표현 방식이 더 큰 영향을 줄 수 있습니다. 같은 말이라도 말투나 표정, 말하는 속도와 상황에 따라 전해지는 느낌은 전혀 달라집니다.

　말이 막히거나, 대답이 돌아오지 않는 순간에도 환자는 여전히 감정을 느끼고, 보호자의 말과 태도에 반응하고 있습니다. 이럴 때일수록 중요한 것은 정확한 표현을 찾는 것보다 따뜻한 눈빛과 여유 있는 기다림입니다.

　이 장에서는 그 동안 배운 소통 전략들을 실제 대화 속에서 어떻게 적용할 수 있는지, 그리고 언어 이 외의 다양한 표현 방식까지 함께 살펴봅니다. 짧고 명확한 문장, 말의 속도와 어조, 그림이나 손짓 등 실생활에서 바로 활용할 수 있는 방법들을 정리했습니다.

　무엇보다 중요한 건, 말이 잘 통하지 않아도 '아직 우리는 연결되어 있다'는 느낌을 환자가 가질 수 있도록 도와주는 것입니다.

함께 소통하기 위한 준비와 태도

1. 환자의 감정에 먼저 반응해 주세요.

(1) 혼란 속 감정을 먼저 떠올려 주세요.

대화가 잘 되지 않을 때, 환자도 속상하고 당황스러운 감정을 느낄 수 있습니다. "왜 자꾸 몰라요?"라고 묻기보다는 "지금 많이 복잡하셨죠?"라고 감정에 먼저 반응해 보세요.

(2) 말보다 감정에 먼저 반응해 주세요.

환자의 말이 명확하지 않아도, 그 말 뒤에 숨겨진 감정을 먼저 읽어 주세요. "기분이 좀 불편하셨나 봐요. 잠깐 쉬었다가 다시 해 볼까요?" 처럼 보호자의 감정에 반응하는 말과 태도(표정 등)를 보여 주면, 환자에게 안정감을 주고, 마음을 열도록 돕는 데 큰 도움이 됩니다.

(3) 완벽한 설명보다 조용한 기다림이 필요합니다.

환자의 말을 끊고 대신 설명하기보다는, 천천히 생각하고 표현할 시간을 주는 것이 좋습니다. 답답할 수 있지만, 그 시간은 환자가 스스로 말을 정리하고 표현하려는 노력일 수 있습니다. 환자가 말이 막히는 순간에는 고개를 끄덕이며 편안한 표정으로 기다려 주세요. 이와 같은 태도만으로도 큰 지지가 됩니다. 침묵이 어색할 때는 손을 가볍게 잡아 주는 등 비언어적인 반응도 좋은 방법이 됩니다.

2. 따뜻하게 듣고 함께 기다려 주세요.

(1) 경청의 태도를 보여 주세요.

보호자가 눈을 맞추고, 고개를 끄덕이며, 온화한 표정을 지어 주세요.
이런 태도는 환자에게 "내 이야기를 들어주는 사람이 있다"는 안도감
을 느낄 수 있습니다.

(2) 충분한 시간을 기다려 주세요.

환자가 대답을 준비하는 데 시간이 오래 걸릴 수 있습니다. 보호자는
재촉하지 말고, 끝까지 기다려 주는 태도가 필요합니다. 여유 있게 기
다려 주는 것만으로도 환자는 표현할 용기를 잃지 않게 됩니다.

(3) 말을 끊지 않고 이어갈 수 있도록 도와주세요.

환자가 말하는 도중 끊지 않고, "네, 계속 말씀해 보세요"와 같은 말로
흐름을 이어 주면 좋습니다. 이는 환자가 표현을 끝까지 이어가도록
돕는 지지의 태도가 됩니다.

(4) 안심과 위로의 말을 건네주세요.

환자가 중간에 포기하거나 주저할 때는 "괜찮아요" "천천히 말씀하세
요"와 같은 말로 안심시켜 주세요. 이와 같은 보호자의 따뜻한 한마디
는 환자의 긴장을 풀어 주고 대화를 이어가는 동기가 됩니다.

(5) 소외되지 않도록 배려해 주세요.

가족이나 다른 사람들과 대화할 때 환자가 빠지지 않도록 해 주세요. 환자에게 먼저 말을 걸거나, 대화에 참여할 수 있는 쉬운 질문을 함께 던져 주는 것만으로도 큰 의미가 됩니다.

3. 다양한 방식으로 소통해 보세요.
(1) 말이 막힐 땐 다른 표현 방법을 제안해 주세요.

환자가 말을 이어가기 어려워할 때, 보호자가 단어나 문장을 대신 제안해 줄 수 있습니다. 예를 들어, "아까 말씀하신 그 장소요? 시장 말씀이신가요?" 또는 "글씨로 써 볼까요?" 하고 써 보기를 제안해도 좋습니다.

(2) 단어보다 표정과 몸짓에 귀 기울이세요.

환자의 얼굴 표정이나 몸짓은 말보다 더 많은 정보를 줄 수 있습니다. 예를 들어, 환자가 "괜찮아"라고 말하더라도, 얼굴이 긴장돼 있다면 실제 감정은 다를 수 있습니다. 이럴 때는 표정, 눈빛, 말투를 함께 살피고, "지금 조금 힘드신가요?"처럼 감정을 읽고 반응해 주는 태도가 중요합니다.

(3) 일방적인 질문보다 주고받는 대화가 좋아요.

환자가 편하게 참여할 수 있는 대화의 흐름을 만들어 주세요. 예를 들어, "이 사진 기억나세요? (반응 기다리고) 옛날에 가족들이랑 여행 가셨던 곳이죠."와 같이 이어 주면, 서로 감정을 나누는 공감적 소통에 도움이 됩니다.

(4) 사진과 소리로 익숙함을 연결해 보세요.

기억 노트, 가족 앨범, 예전 사진이나 녹음된 익숙한 목소리 등은 좋은 소통 도구가 될 수 있습니다. 특히 사진을 보며 "이때 날씨 참 좋았지요" "이 옷 자주 입으셨던 것 같아요"처럼 기억을 떠올리기 쉬운 말로 감정을 나눠 보세요. 소리는 정서에 강하게 연결되므로, 익숙한 음성이나 음악은 마음을 안정시키고 대화를 여는 데 도움을 줍니다.

(5) 말이 막혀도, 함께 있다는 것만으로도 소통이 돼요.

꼭 무언가를 말하지 않아도 괜찮습니다. 말을 하지 않아도, 옆에 조용히 함께 있는 것만으로도 환자는 큰 안정감을 느낄 수 있습니다. 가볍게 손을 잡아 드리거나 눈을 마주치며 미소짓는 행동만으로도 '나는 당신 곁에 있어요'라는 메시지를 전할 수 있습니다.

4. 상황에 맞춰 대화 방식을 조절해 보세요.

(1) 피곤할 땐 짧고 규칙적인 대화가 좋아요.

환자가 피곤하거나 집중이 어려울 때는 짧고 단순한 대화가 더 적절합니다. 길게 설명하기보다는 편안한 분위기 속에서 간단히 주고받는 것이 안정감을 줍니다.

(2) 문제 행동의 원인을 살펴보세요.

같은 질문이나 행동이 반복될 때는 단순히 지적하기보다, 그 배경을 살펴보는 것이 중요합니다. 예를 들어, 자꾸 외출하려는 경우 신발이 보이는 것이 원인일 수 있습니다. 이럴 때는 신발을 치워 두거나 다른 시각적 자극(예, 사진)을 보여 주며 주제를 바꿔서 대화를 유도하는 방법이 효과적입니다.

(3) 감정을 불러일으키는 대화는 조절해 주세요.

감정적으로 불안해지는 주제는 피하는 것이 좋습니다. 예를 들어, 돌아가신 가족 이야기를 반복하며 슬퍼할 경우, 지금 이 자리에서 함께할 수 있는 이야기, "점심 뭐 드실까요?" "산책 나갈까요?"와 같이 일상적인 대화를 이어가면 환자가 안정감을 느낄 수 있습니다.

02
상황에 맞는 언어소통 방법

1. 목소리의 속도와 어조를 조절해 보세요.

(1) 천천히, 부드럽게 이야기해 보세요.

환자가 말을 이해하는 데 어려움을 겪는다면, 평소보다 약간 느린 속도로 말하는 것이 도움이 됩니다. 말을 할 때는 모음(예: 'ㅏ' 'ㅗ')을 조금 더 길게 하고, 일정한 어조로 부드럽게 이어가 주세요. 반대로 말을 빠르게 하거나 흘려서 말하거나, 너무 끊어 말하는 것은 오히려 혼란을 줄 수 있습니다. 천천히 또박또박 말하는 태도가 환자의 긴장을 덜어주고 내용을 더 잘 이해할 수 있도록 돕습니다.

(2) 높은 음조나 큰 목소리는 피해 주세요.

지시하거나 질책하는 듯한 높고 날카로운 소리는 환자를 위축시키거나 오해를 부를 수 있습니다. 너무 크거나 급한 목소리는 오히려 상황을 어렵게 만들 수 있습니다.

(3) 문장 사이사이에 잠깐 멈춰 주세요.

환자가 말을 이해하고 처리하는 데는 시간이 더 걸릴 수 있습니다. 문장을 하나씩 천천히 말하고, 그 사이 잠깐 멈춰 주는 것이 환자에게 생각할 시간을 주는 좋은 방법입니다.

(4) 환자가 끝까지 말할 수 있도록 기다려 주세요. (단, 적절한 시간과 환경에 따른 힌트는 유용합니다.)

 환자가 말하려고 애쓰고 있다면, 보호자는 먼저 말끝을 이어주는 것보다 끝까지 표현할 수 있도록 기다려 주세요. 예를 들어 환자가 "아…"라고 시작했을 때 바로 "아이스크림이죠?"라고 끼어들기보다는, 여유를 주는 것이 좋습니다. 이렇게 기다려주는 것은 환자의 자존감을 지켜 주고 스스로 말하려는 의지를 북돋아 줍니다.

 다만, 환자가 너무 힘들어 하거나 표현이 전혀 이어지지 않을 때는 부드러운 힌트를 주는 것이 도움이 됩니다. "혹시 아이스크림 말씀하신 거예요?"처럼 선택지를 주는 방식은 환자의 의사결정 권한을 존중하면서도 대화를 이어가는 데 도움이 됩니다.

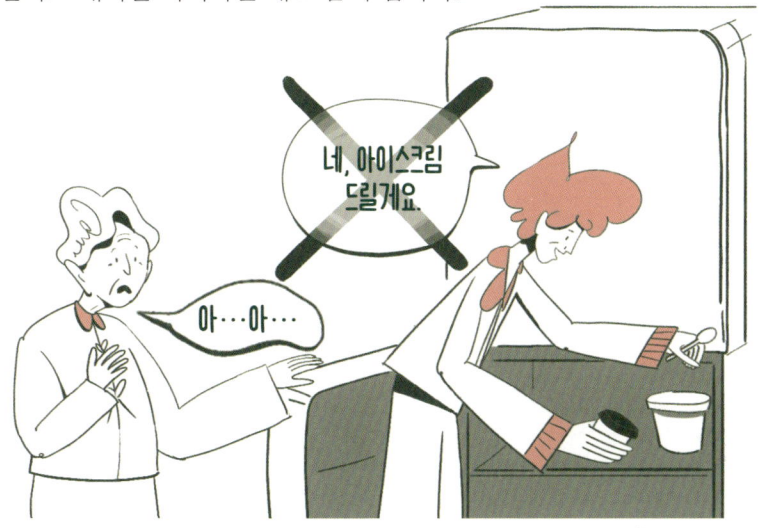

2. 문장은 짧고 명확하게 전달해 보세요.

(1) 간단하고 익숙한 말로 이야기해 보세요.

복잡한 표현보다는 "밥 먹어요" "씻어요"처럼 평소 환자에게 익숙한 단어를 사용하여 간단하게 말하는 것이 좋습니다. 긴 문장이나 복잡한 설명은 오히려 혼란을 줄 수 있습니다.

(2) 한 번에 하나의 메시지만 전달하세요.

여러 정보를 한꺼번에 전달하면 이해하기 어려울 수 있습니다. 필요한 정보나 지시 사항은 차근차근 나누어 자연스럽게 전달해 보세요.

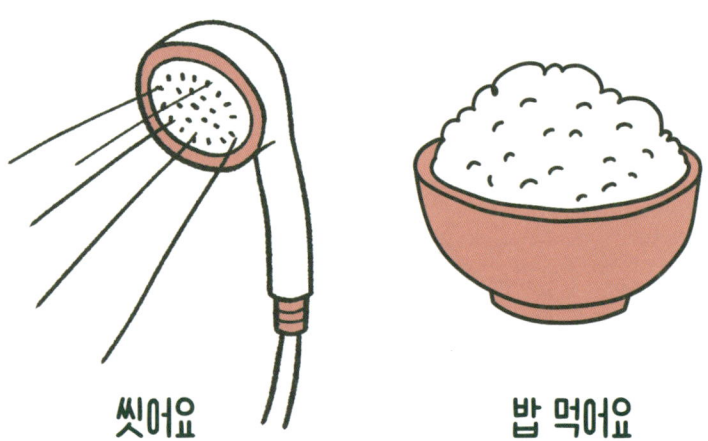

씻어요　　　　밥 먹어요

(3) 질문은 짧고 고르기 쉽게 말해 보세요.

환자가 "예/아니요"로 대답할 수 있는 폐쇄형 질문이나, "밥 먼저 드실래요? 약 먼저 드실래요?"처럼 선택지를 주는 방식이 이해를 돕습니다. 특히 꼭 해야 하는 일에는 "지금 밥 먹을 시간이에요"처럼 안내하듯 말하는 것이 효과적입니다.

(4) 질문 방식도 조절해 보세요.

환자가 기계적으로 "예"라고 대답하는 것처럼 보인다면, 말투나 질문 방식을 바꿔서 물어보며 환자의 진짜 의도를 확인해 보세요.

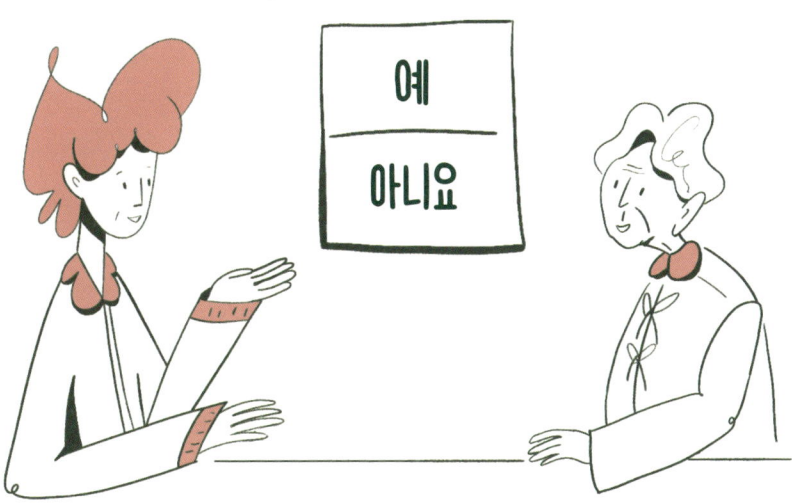

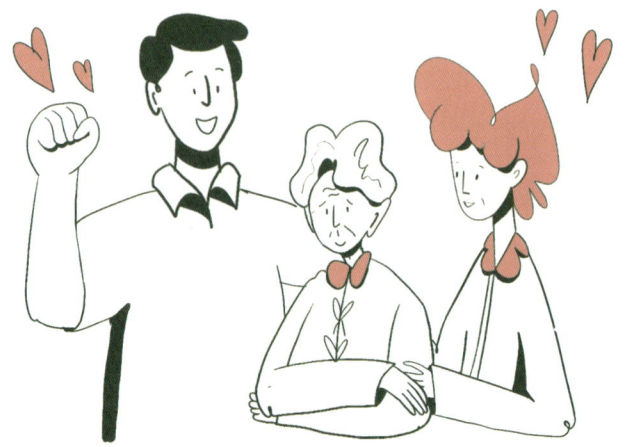

3. 대화가 막힐 땐 이렇게 해 보세요.

(1) "다시 말씀해 주실 수 있어요?"라고 부드럽게 요청하세요.

환자의 말을 이해하지 못했다면, "죄송해요, 다시 말씀해 주실 수 있어요?"라고 정중하게 요청해 주세요. 그래도 어렵다면, "지금 말씀하신 게 ○○라는 뜻일까요?"처럼 환자의 말을 다시 말해 주며 확인해 보는 것도 좋은 방법입니다.

(2) 유머로 부드럽게 넘길 수도 있어요.

대화 중에 가볍게 웃을 수 있는 농담이나 위트 있는 말은 긴장을 풀고 소통을 이어가는 데 도움이 됩니다. 단, 절대로 환자가 놀림을 받는다고 느끼지 않도록 조심해야 합니다. 함께 웃는 분위기를 만드는 것이 중요합니다.

III − 보호자의 언어 습관 유의 사항

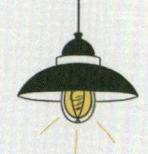

이 장의 제목들에 집중해 주세요. 환자에게 피해야 할 말을 제목으로 써 두었습니다. 함께 올바른 표현을 살펴봅시다.

01 그때가 언제인지 기억나세요?

02 그분은 이미 돌아가셨어요

03 방금 그 얘기, 또 하셨어요

04 저를 알아보시겠어요?

05 오늘 아침에 뭐 하셨어요?

06 지금 간식 먹고, 산책 다녀오고, 교회 가서 예배드리고…

07 아이구, 잘했어요

08 무슨 소리예요, 그런 일은 전혀 없어요

01
그때가 언제인지 기억나세요?

이런 질문은 환자에게 직접 기억을 요구하는 방식이어서 큰 부담이 될 수 있습니다. 이런 질문은 기억력 저하를 자꾸 떠올리게 하고, 마치 시험을 보는 것처럼 압박을 줄 수 있어요. 자신감을 잃고 대화에 소극적으로 변할 수 있습니다. 대신 아래와 같이 말해 보세요.

1. 기억보다 감정을 중심으로 대화를 시작해 보세요.

"그때 기억해요?" 대신 "그때 참 좋았죠. 제가 기억하기로는…"처럼 보호자의 기억을 먼저 꺼내는 방식이 환자의 부담을 줄이고, 환자가 자연스럽게 반응할 수 있도록 도와줍니다.

2. 기억을 도와주는 도구를 함께 활용해 보세요.

사진을 먼저 보여 주며 "이 사진 보니까 ○○ 생각나네요"처럼 자연스럽게 이야기를 시작해 보세요. 사진, 달력, 일기, 시계 같은 보조 도구를 함께 보며 대화하면 환자가 편안하게 기억을 떠올릴 수 있는 환경을 마련할 수 있습니다.

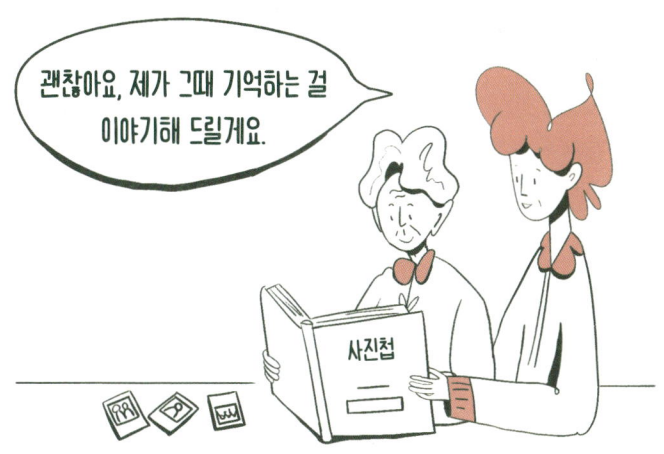

3. 환자의 대답이 중요하지 않은 상황에서는 기억을 확인하지 않아도 괜찮아요.

 기억을 확인하기보다 감정을 중심으로 말해 주세요. 중요한 건 정확한 기억이 아니라, 함께 이야기를 나누는 감정의 경험입니다.

4. 반복해서 묻거나 답을 기다리는 대신 대화를 이끌어 보세요.

 환자가 대답을 못하더라도 "괜찮아요, 제가 그때 기억하는 걸 이야기해 드릴게요"처럼 이어 나가면 환자의 참여감과 안정감을 높일 수 있습니다.

※ 꼭 기억하세요!

 기억은 흐릴 수 있지만, 감정은 오래 남습니다. 과거를 확인하기보다는 함께 느끼려는 태도가 더 큰 힘이 됩니다.

02
그분은 이미 돌아가셨어요

갑작스러운 부고 소식은 환자에게 큰 충격일 수 있습니다. 환자는 이미 사별한 사람의 죽음을 잊었을 수 있으며, 그 사실을 다시 듣는 순간 처음 듣는 것처럼 상처받을 수 있습니다. 이런 경우 슬픔을 반복해서 겪게 할 수 있어 주의가 필요합니다.

1. 정확한 사실보다 감정의 안정에 초점을 맞춰 주세요.

"그분은 이미 돌아가셨어요"보다는 "그분 이야기 오랜만이네요. 참 따뜻한 분이었죠"라고 해 보세요. 사실 전달보다 감정 공유와 회상 중심의 대화가 환자를 더 편안하게 합니다.

2. 감정을 중심으로 대화를 이어가 주세요.

"보고 싶으신가 봐요" "그분 생각이 많이 나시나 봐요"처럼 감정을 있는 그대로 공감해 주는 말이 안정감을 줄 수 있습니다.

3. 반응 방식은 환자의 상태에 따라 조절해 주세요.

치매 진행 정도에 따라 사실을 조심스럽게 상기시키거나, 오히려 알려주지 않는 편이 좋을 수도 있습니다. 대화 전 표정, 분위기, 반응을 먼저 살펴보는 것이 중요합니다.

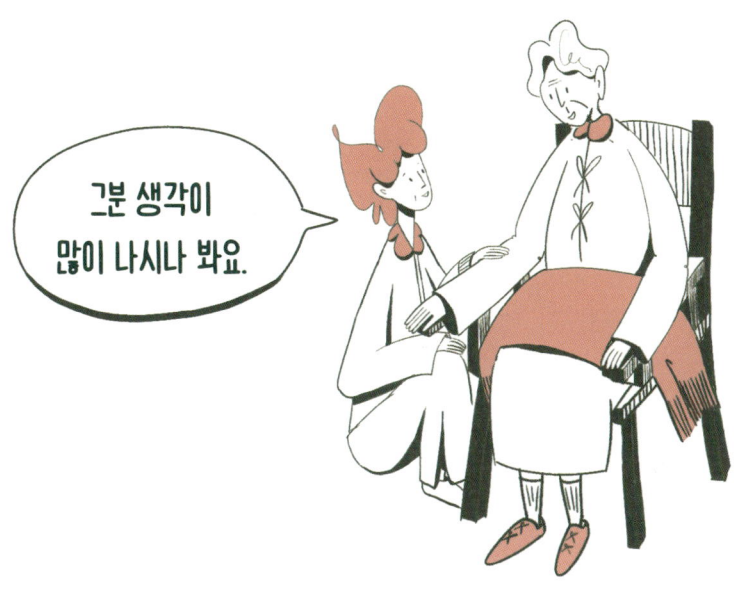

4. 주제를 부드럽게 전환하거나 회상 중심의 이야기로 연결해 보세요.

"그분이 예전에 자주 부르시던 노래가 있었죠?"처럼 슬픔을 자극하기보다 기억을 함께 떠올리는 이야기로 전환해 보세요.

※ 꼭 기억하세요!

사실을 알려 주는 것보다, 감정을 공감하고 받아들이는 태도가 환자의 마음을 지켜 주는 더 큰 배려입니다. 반복되는 상실감을 줄이는 소통이 중요합니다.

방금 그 얘기, 또 하셨어요

위와 같은 표현은 환자에게 상처를 줄 수 있습니다. 이런 말은 환자에게 스스로가 잊었다는 사실을 깨닫게 하여 죄책감이나 수치심을 느끼게 만들 수 있고, 대화 의욕을 잃게 할 수도 있습니다. 기억을 지적하기보다는 환자가 편안하게 대화에 머물 수 있도록 배려하는 태도가 필요합니다. 대신 아래와 같이 말해 보세요.

1. 같은 질문에도 부드럽고 차분하게 다시 대답해 주세요.

보호자가 인내심이 필요하다고 느끼는 순간에도, 말투는 부드럽고 차분하게 유지해 주세요. 그러면 환자도 더 편안하게 대화를 이어갈 수 있습니다.

2. 반복되는 질문에서 벗어나는 방법을 고려해 보세요.

대화 주제를 자연스럽게 바꾸거나, 간단한 활동(산책, 차 마시기, 일거리 제안 등)으로 불안이나 긴장을 전환시킬 수 있습니다.

3. 시각적인 도구를 활용하세요.

반복되는 내용은 메모지에 적어 눈에 띄는 곳에 부착해 두는 것도 효과적입니다. "오늘은 ○○ 가는 날이에요"처럼 짧고 명확한 메모를 눈에 잘 보이는 곳에 붙여 주세요.

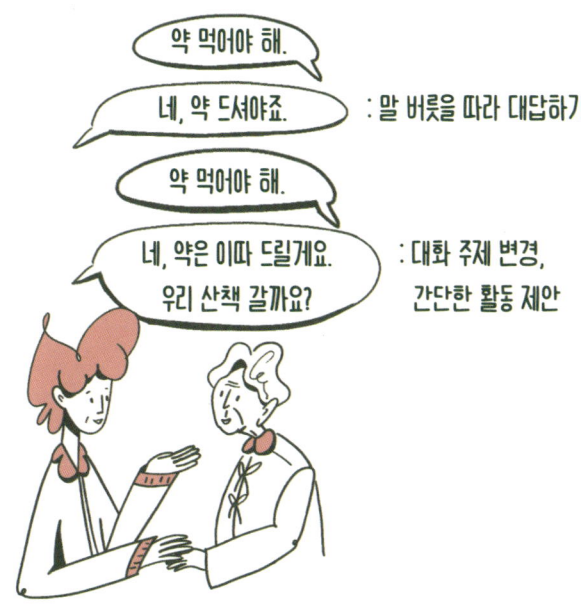

4. 환자의 말버릇을 따라 말해 보는 것도 방법입니다.

환자가 반복해서 말하는 문장을 그대로 따라 말해 보면, 스스로 대화를 멈추거나 주제를 전환하는 경우도 있습니다. 환자가 반복하는 말은 혼란이나 불안 때문일 수 있습니다. 억지로 바로잡기보다는 그 흐름을 따라가며 자연스럽게 이어 주세요.

※ 꼭 기억하세요!

기억을 지적하는 말 한마디보다, 공감해 주는 말 한마디가 환자의 하루를 바꿀 수 있습니다. '기억의 정확성'보다 '관계의 안정감'을 우선해 주세요.

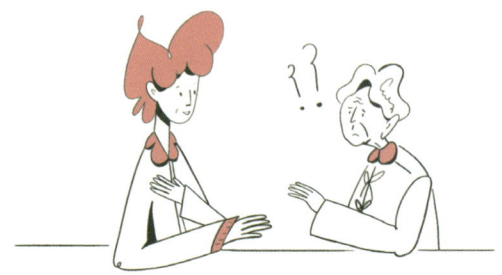

04
저를 알아보시겠어요?

시험하듯 묻는 질문은 오히려 불안을 유발할 수 있습니다. 치매 환자가 가족이나 지인을 기억하지 못하는 일은 누구에게나 마음 아픈 일입니다. 그러나 환자 역시 자신이 누군가를 알아보지 못할 때 혼란, 죄책감, 불안감을 함께 느낄 수 있습니다.

1. 기억 확인보다 감정 배려가 우선이에요.

기억을 확인하기보다 감정을 먼저 배려해 주세요. 예를 들어, "기억 안 나셔도 괜찮아요. 저는 늘 곁에 있어요"와 같이 환자의 현재 마음을 안정시켜 주는 표현이 더 큰 도움이 됩니다.

2. 인사할 때 이름과 관계를 자연스럽게 말해 주세요.

"잘 지내셨어요? 엄마 둘째 딸 ○○이에요"처럼 자연스럽게 관계를 언급해 주면, 기억을 떠올리는 데 도움을 줄 뿐 아니라 기억하지 못해도 괜찮다는 안심의 메시지를 전할 수 있습니다. 무엇보다도 '기억하지 못한 자신'을 부끄러워하지 않도록 도와주는 말투는 환자의 자존감을 지켜 줍니다.

3. 거울, 가족 사진, 일상 사진 등 익숙함을 자주 경험하게 해 주세요.

"이건 아버지 사진이에요. 저랑 같이 찍은 거죠"처럼 자연스럽게 말을 건네며, 함께 이야기를 나눠 보세요. 기억을 자꾸 떠올리게 하기보다는 익숙하고 편안한 분위기 속에서 정서적으로 연결감을 느끼는 것이 더 중요합니다.

4. 기억을 확인하지 않고, 관계를 유지하는 데 초점을 맞추세요.

이름이나 호칭을 자주 불러드리고, 반복되는 소개도 기분 좋게 받아들이는 태도가 중요합니다. 치매 환자의 기억은 날마다 다를 수 있기 때문에, 매번 기억을 확인하기보다 자주 만나고 관계를 이어가는 것이 더 큰 안정감을 줍니다.

※ 꼭 기억하세요!

기억보다 중요한 것은 관계입니다. 기억을 확인하려고 하지 말고, 환자와 편안한 분위기 속에서 자연스럽게 대화를 시작하세요. 환자가 불안해하지 않도록, 기억하지 못해도 괜찮다는 메시지를 전하는 것이 더 큰 도움이 됩니다.

05
오늘 아침에 뭐 하셨어요?

환자에게 개방형 질문은 기억을 되살리는 데 부담을 줄 수 있습니다. 기억나지 않을 때 환자가 느끼는 스트레스와 당혹감은 대화에 방해가 될 수 있습니다.

1. 현재 상황이나 주변 이야기로 자연스럽게 말을 건네 보세요.

"오늘 날씨가 참 좋아요" "방에 햇빛이 잘 들어오네요"처럼 부담 없이 시작할 수 있는 현재 일상 이야기가 대화의 문을 엽니다.

2. 자신의 하루 이야기를 짧게 들려주세요.

보호자가 먼저 "저는 오늘 아침에 시장에 다녀왔어요"처럼 일상의 이야기를 들려주는 것이 환자에게 부담을 줄이고 자연스럽게 반응을 이끌어 낼 수 있습니다.

3. 선택형 질문으로 이해를 돕고, 선택의 부담을 줄여 주세요.

"뭐 마실래요?"보다 "커피 드릴까요, 차 드릴까요?"처럼 단순하고 명확한 2지선다형 질문은 환자에게 이해와 선택의 여지를 제공합니다.

4. 기억보다 '지금'에 집중하는 말투를 써 보세요.

"밥 드셨어요?"보다는 "지금 간식 드셔도 괜찮아요"처럼 현재 중심의
표현이 환자에게 더 안정감 있고 편안하게 느껴질 수 있어요.

※ 꼭 기억하세요!

 기억을 되묻는 말보다, 현재를 함께 나누는 말이 환자의 마음을 더 편
안하게 만들어 줍니다. 불안감을 줄이고, 대화를 여는 열쇠는 '지금 이
순간'에 있습니다.

지금 간식 먹고, 산책 다녀오고,
교회가서 예배드리고 ···

　　　문장이 길고 복잡하면 환자는 오히려 혼란스러울 수 있습니다. 여러 정보를 한꺼번에 전달하면 이해하기 어렵기 때문에, 대화는 짧고 단순하게 나누어 말하는 것이 좋습니다.

1. 짧고 단순한 문장을 나누어 사용해 주세요.

"차 한잔 마셔요" "산책 가요" "교회 가요"처럼 한 문장에 하나의 행동만 담아 천천히, 시기별로 전달해 주세요. 정보가 하나씩 전달되면 이해하기도 편하고, 스스로 반응할 수 있는 부분이 높아집니다.

2. 환자의 주의가 나에게 향했을 때 말을 걸어 주세요.

　갑작스러운 "저 좀 보실래요?"보다는, 먼저 환자를 부르고 시선을 마주친 다음 "산책하실까요?"라고 말을 건네 보세요. 이렇게 하면 환자가 대화에 심리적으로 준비된 상태에서 응답할 수 있어 훨씬 편안하게 느낍니다.

3. 말한 뒤엔 반응할 시간을 충분히 주세요.

이해하고 대답을 준비하는 데 시간이 걸릴 수 있습니다. 그 침묵은 '이해하고 생각하는 시간'일 수 있으니, 재촉하지 말고 기다려 주세요. 잠시 조용히 있는 시간도 환자에겐 '생각 중'인 시간일 수 있습니다. 기다림은 환자의 표현할 기회를 지켜 주는 일이기도 합니다.

※ 꼭 기억하세요!

짧고 단순하게 말하기, 천천히 말하기, 충분히 기다리기. 이 세 가지가 환자를 편안하게 하고, 존중받는다는 느낌을 줄 수 있습니다. '기다릴게요. 천천히 말씀하셔도 괜찮아요'처럼 따뜻한 말 한마디가 환자의 자존감과 자신감을 지켜 주는 대화가 됩니다.

07
아이구, 잘했어요

아이에게 말하듯 과장된 반응은 피해 주세요. 치매 환자에게 다정하게 다가가고자 하는 의도라도 아이를 대하듯 표현하면 환자의 자존감에 상처를 줄 수 있습니다. 환자는 여전히 존엄한 성인이며, 존중의 언어와 태도를 사용하는 것이 중요합니다.

1. 한 사람의 성인으로서 존중하며 대화해 주세요.

인지기능이 저하되어도 감정과 자존감은 남아 있습니다. "밥 먹여 드릴게요"보다는 "식사 도와드릴게요" "아이구, 잘했어요" 대신 "고생 많으셨어요. 덕분에 잘 정리됐어요"처럼 성인 간의 예의 있는 말투가 필요합니다.

2. 이름에 '어르신' '선생님' 같은 호칭을 붙여 말해 보세요.

"박○○ 어르신, 이쪽에 앉으시겠어요?"처럼 호칭을 사용하면 환자는 존중받고 있다고 느끼며, 자연스럽게 자존감을 지킬 수 있습니다.

※ 꼭 기억하세요!

존중을 담은 대화는 환자의 마음을 안정시키고, 자존감을 지키는 데 큰 힘이 됩니다. 조금만 표현을 바꿔도, 환자는 '존중받고 있다'는 감정 속에서 편안하게 소통할 수 있습니다.

무슨 소리예요? 그런 일은 전혀 없어요

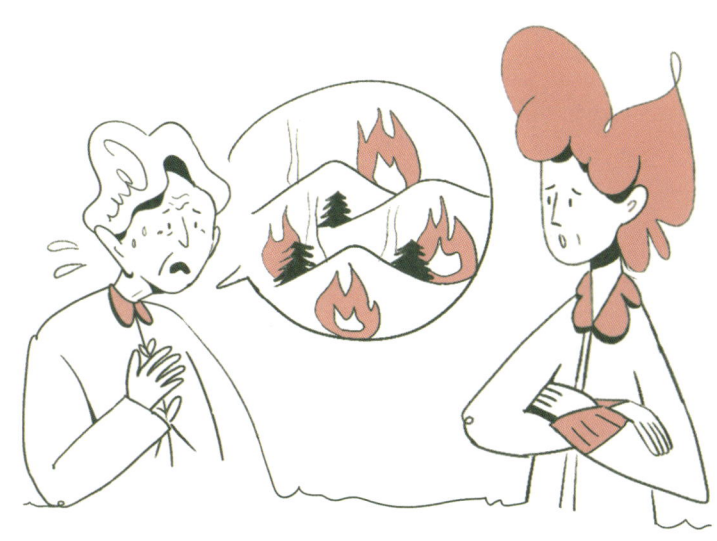

치매 환자는 때때로 망상이나 환청으로 실제와 다른 이야기를 하기도 합니다. 이때 "그런 일은 전혀 없어요" "무슨 소리예요"처럼 단호하게 부정하면 환자에게 혼란과 불안을 줄 수 있습니다. 환자가 믿는 상황은 그 순간에는 '현실'일 수 있기 때문에, 사실을 정정하기보다는 감정을 공감하고 안정감을 주는 태도가 더 도움이 됩니다.

1. 말 뒤에 숨겨진 마음을 살펴보며 함께 이야기를 맞춰 주세요.

"나 오늘 은행에 가야 돼"라는 말에 "왜요?"라고 묻기보다는, "은행가는 일이 중요하신가 보네요"와 같이 감정에 반응하는 태도가 환자를 더 안정시킬 수 있습니다. 때로는 책임감, 걱정, 보고 싶음 같은 감정이 그 말 속에 담겨 있을 수 있습니다.

[예시] "오늘은 주말이라서 은행 문이 닫혀 있어요. 월요일에 함께 가도록 해요."

2. 말보다 표정과 몸짓에서 드러나는 욕구를 함께 살펴보세요.

환자가 "산에 불이 났어!"라고 말하면서 표정이나 몸짓에서는 걱정과 초조함이 드러나는 경우에는 "지금 걱정이 되시는군요"라고 감정을 읽어 주는 반응이 더 적절합니다. 필요하다면 자연스럽게 다른 이야기로 전환하거나, 상황을 함께 확인해 주는 것도 좋은 방법입니다.

[예시1] "뉴스에서 불난 소식이 나오는지 볼까요?"

[예시2] "불난 건 아니고, 아마 꿈에서 그러셨나 봐요. 대신 지금은 노래교실 시간이니까 같이 가 보실래요?"

※ 꼭 기억하세요!

혼란스러운 말 속에서도 무엇을 걱정하는지, 어떤 감정이 담겨 있는 지를 먼저 헤아려 주세요. 따뜻한 공감과 부드러운 반응은 환자에게 현실을 부정하지 않으면서도 큰 안정감을 줄 수 있습니다.

Ⅳ - 감각기능 저하에 따른 소통 전략

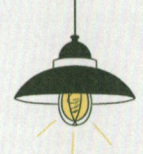

　　퇴행으로 인해 노인성 난청이 발생하여 청각기능이 저하되기도 합니다. 잘 듣지 못해서 언어소통에 소극적이며 목소리 크기나 높이 조절이 잘 되지 않아 큰 소리로 말을 하게 됩니다. 난청이 있는 경우에는 본인이 잘 듣지 못하기 때문에 다른 사람이 자신을 속인다고 의심하는 경향이 있기도 합니다.

　시력의 어려움이 있는 사람에게는 색상을 파악하기 어려워 청각이나 촉각, 후각 등에 의지해서 대상물을 인지해야 합니다. 상대의 존재나 위치, 표정, 문자 등을 알아보기 어려워 오해를 받기도 하고, 자신의 의사를 충분히 전달하지 못하기도 합니다.

　다음은 청력과 시력이 저하된 치매 환자를 위한 소통 전략에 대해 알아보겠습니다.

01
청력이 나빠요

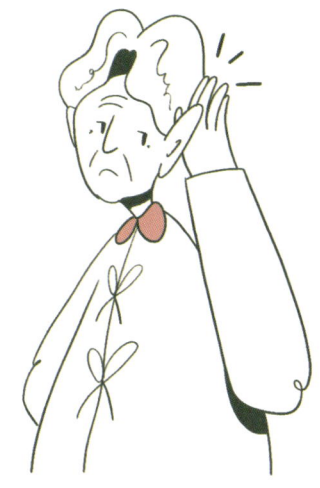

1. 환자의 청력 문제가 없는지
확인해 주세요.

불편한 쪽이 어딘지,
얼마나 안 들리는지 등을
알아야 이야기하는 데 도움이 돼요.
보청기를 고려해 주세요.

2. 보청기 사용 시 주의해 주세요.

• 보청기를 착용할 때 : 입력은 크게, 출력은 낮게 조절해 주세요.

• 보청기를 사용할 때 : 건전지와 전원 스위치가 작동하는지 확인해
  주세요.

• 배터리 교체 주기를 확인해 주세요.

3. 글씨를 써서 이야기를 나눠 보세요.

이야기에서 중요한 부분(핵심 단어 등)을 서로 직접 적어서 이야기를
나눠 보세요.

시력이 나빠요
주변 환경에 대한 인식(시지각)이 나빠요

1. 환자의 시력 문제가 없는지 확인해 주세요.

 얼마나 안 보이는지, 언제 안경을 써야 하는지 등을 알아야 이야기하는 데 도움이 됩니다. 대부분의 치매 환자는 말기까지도 읽기가 가능하지만, 글자 크기가 커야 할 수도 있어요.

2. 안경을 착용하고 있다면, 사용이 편리하도록 도와주세요.

 안경은 항상 같은 자리에 보관해 주시고, 필요할 때 쉽게 닦을 수 있도록 안경닦이를 가까이 놓아 주세요. 작은 글씨는 돋보기를 활용해 환자가 더 편하게 읽을 수 있도록 도와주는 것도 좋습니다.

3. 사물의 위치를 명확하게 안내해 주세요.

"여기가 당신이 앉아도 되는 곳이에요" "이거 필요했죠?"처럼 여기, 이거 등 지시대명사를 사용하지 않고, 사물의 위치를 정확하게 설명해 주세요. 대상자를 중심으로 오른쪽, 왼쪽을 사용하여 설명하면 도움이 됩니다.

4. 주변 환경을 편안하게 돌아다닐 수 있도록 정리해 주세요.

 화장실, 식사 자리, 침실 등

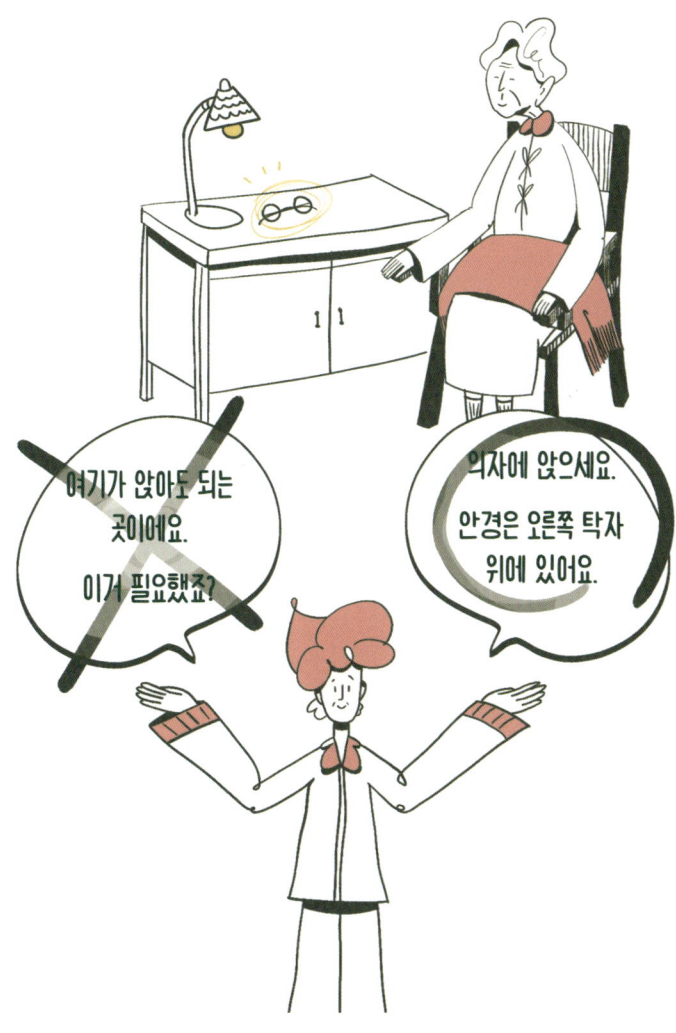

보호자인 나는
어떻게 소통하고 있나요?

- - - - - - - - - - - - - -

옆의 항목들을 읽고, '예' 또는 '아니요'로 체크해 보세요. 이 체크리스트는 보호자가 치매 환자와의 대화에서 실천하고 있는 언어소통 전략을 점검하고, 더 나은 돌봄을 위한 방향을 고민할 수 있도록 돕기 위해 만들어졌습니다.

각 항목의 '예' 선택 시 2점, '아니요'는 0점입니다. 총점은 24점 만점이며, 점수에 따라 아래 내용을 참고하세요.

20-24점 : 매우 잘 실천하고 있습니다. 환자의 소통과 정서에 긍정적인 영향을 주고 있을 가능성이 높습니다.

14-19점 : 좋은 습관을 많이 가지고 있으며, 몇 가지 항목을 보완하면 더욱 안정적인 대화가 가능해질 것입니다.

13점 이하 : 지금보다 소통 방식을 다듬어 보면 좋겠습니다. 체크 리스트를 다시 천천히 살펴보며 하나씩 실천해 보기 바랍니다.

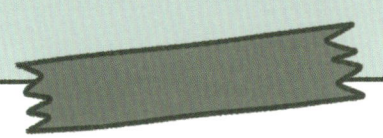

▶ 치매 환자와의 언어소통 체크리스트

1. 말을 시작할 때 환자의 이름/호칭을 불러 주의를 집중시키고 있나요? ☐

2. 주변의 TV나 소음을 줄여 조용한 환경을 만들고 있나요? ☐

3. 말할 때 환자와 눈을 맞추고, 시선을 유지하고 있나요? ☐

4. 문장을 짧고 간단하게 구성하여 천천히 말하고 있나요? ☐

5. 대화 중 환자가 반응할 시간을 충분히 기다려 주고 있나요? ☐

6. 환자가 단어를 떠올리지 못할 때 기다려 주며, 힌트를 제공하고,

   말을 대신하지 않고 있나요? ☐

7. 반복되는 질문에도 차분하게 대응하고 있나요? ☐

8. "그때 기억나요?" "전에 말했잖아요" 같은 표현을 피하고 있나요? ☐

9. 비유적인 말을 사용하기보다는 직접적인 표현을 사용하고 있나요? ☐

10. 환자의 말이 어눌하고 반복되더라도, 비난하거나 바로 지적하지 않고

    반응을 존중하고 있나요? ☐

11. '예/아니요'로 답할 수 있는 질문을 활용하고 있나요? ☐

12. 대화 도중 손짓, 그림, 사진 등 비언어적 수단도 활용하고 있나요? ☐

MEMO

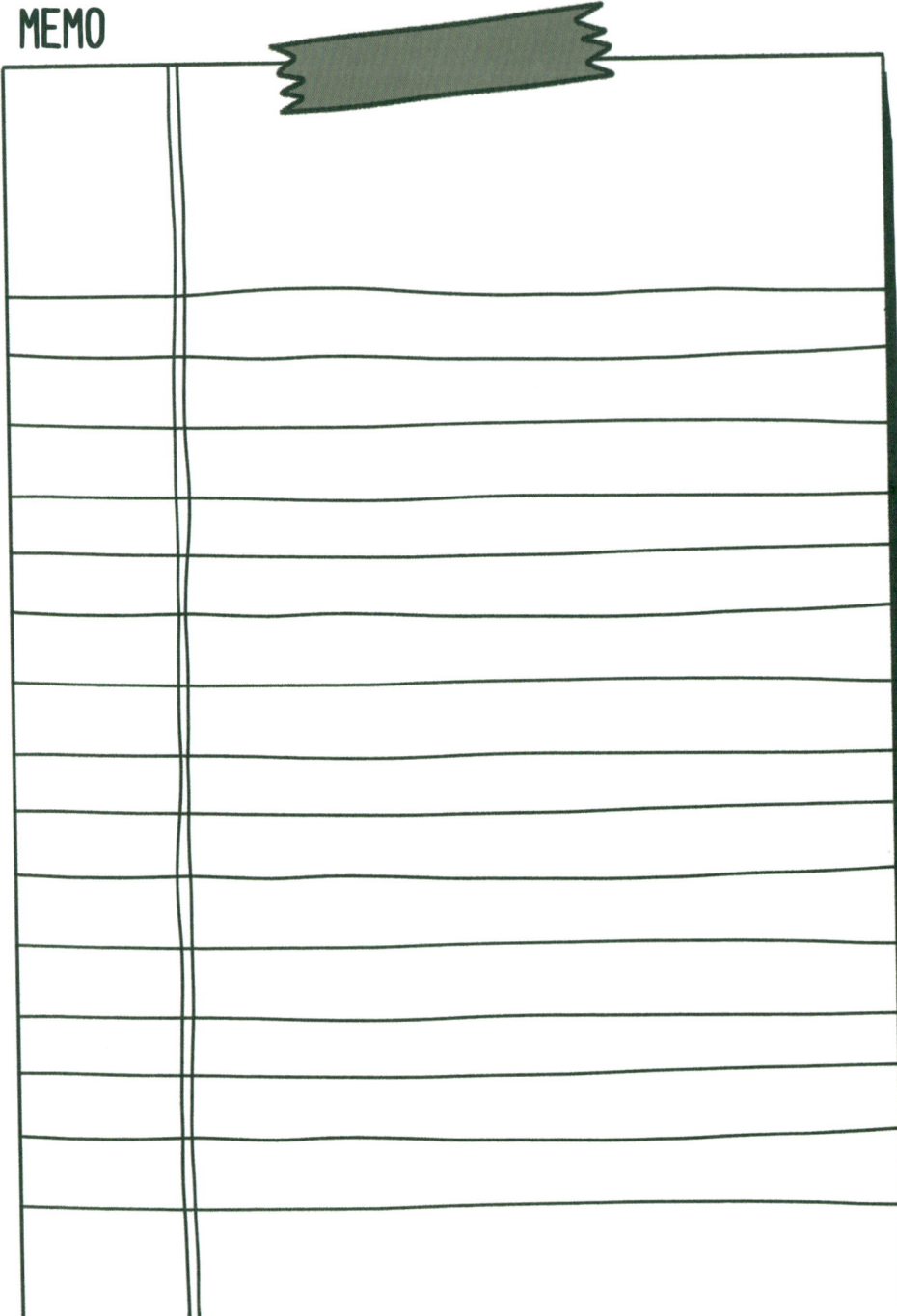

8 장

삼킴장애

Ⅰ - 삼킴장애와 언어소통

Ⅱ - 삼킴장애 예방법

I – 삼킴장애와 언어소통

　　삼킴과 언어는 모두 입술과 혀, 인두, 후두 등 유사한 해부학적 구조를 사용하며, 인지기능과 실행기능의 영향을 크게 받습니다. 따라서 언어소통에 문제가 있는 환자들은 삼킴 과정에도 어려움을 함께 겪을 가능성이 높습니다. 예를 들어, (1) 말이 어눌하거나 문장을 끝맺지 못하는 환자들은 삼킴 동작을 시작하는 데에도 시간이 오래 걸릴 수 있습니다. (2) 지시에 대한 이해력이 낮은 환자는 "약을 삼켜 보세요"라는 요청에 반응하지 못하거나, 음식이 입에 들어온 상태에서 가만히 머금고 있는 모습도 보입니다. (3) 보호자의 말을 이해하지 못하면 식사 거부, 고개 돌리기, 음식 삼키기를 머뭇거리거나 흘리기 등의 행동으로 나타납니다.

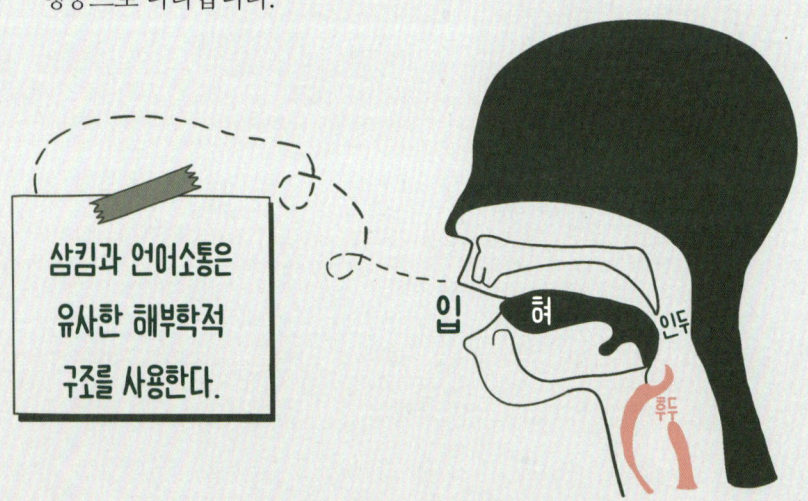

삼킴과 언어소통은 유사한 해부학적 구조를 사용한다.

입　혀　인두　후두

삼킴장애가 위험한 이유

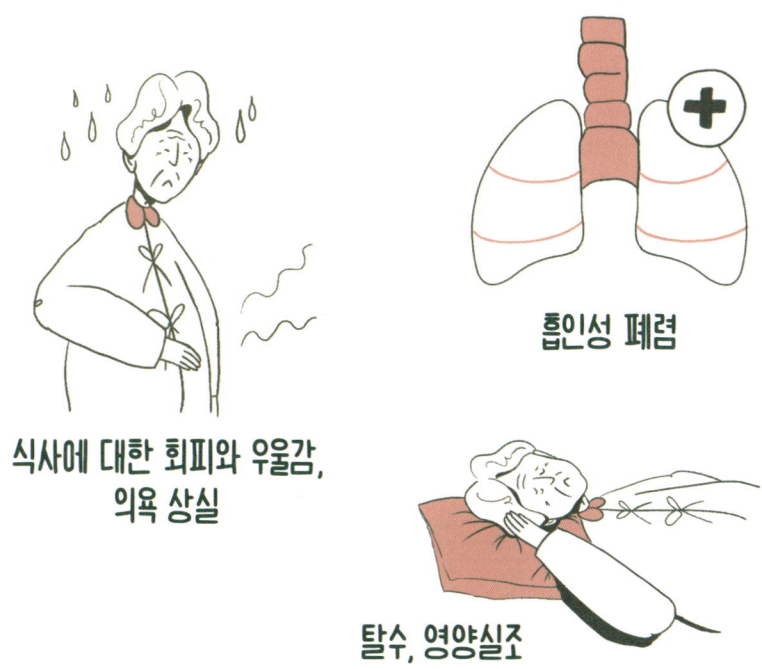

흡인성 폐렴

식사에 대한 회피와 우울감,
의욕 상실

탈수, 영양실조

      삼킴기능이 약화되면 식사에 대한 회피와 우울감, 의욕 상실
이 나타날 수 있습니다. 또한, 제대로 삼키지 못하면 음식물이 기도로
들어가 폐렴을 일으키는 '흡인성 폐렴'이 생길 수 있습니다. 이 밖에도
수분이나 영양 섭취가 줄면서 탈수나 영양실조로 이어지기도 합니다.
이처럼 삼킴장애는 단순한 불편함을 넘어서, 치매 환자의 주요 사망
원인 중 하나인 합병증을 유발할 수 있는 위험 요인입니다.

02
삼킴장애가 흔한가요?

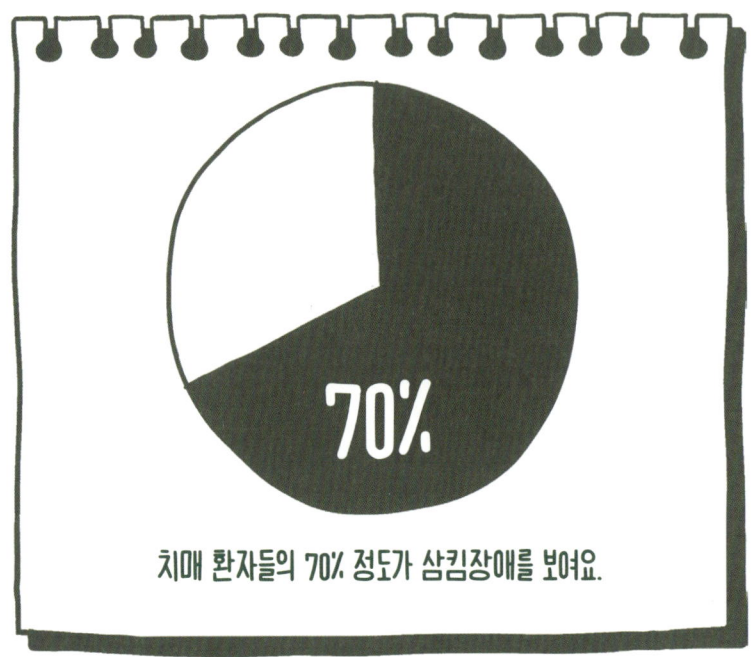

70%

치매 환자들의 70% 정도가 삼킴장애를 보여요.

치매가 진행되면 인지기능과 신체기능의 전반적인 저하로 인해 식사와 삼킴에도 점차적인 어려움이 나타납니다. 이로 인해 식사에 대한 흥미를 잃거나, 음식물을 삼키는 과정에서 불편함을 느끼는 경우도 있습니다. 그 결과 식사량이 줄어들고, 체중 감소, 영양실조, 탈수로 이어질 수 있습니다. 특히 '삼킴장애'는 치매 환자에게 매우 흔하게 나타나는 문제로, 보고에 따르면 전체 치매 환자의 약 70% 이상이 삼킴에 어려움을 겪는다고 합니다.

삼킴 과정

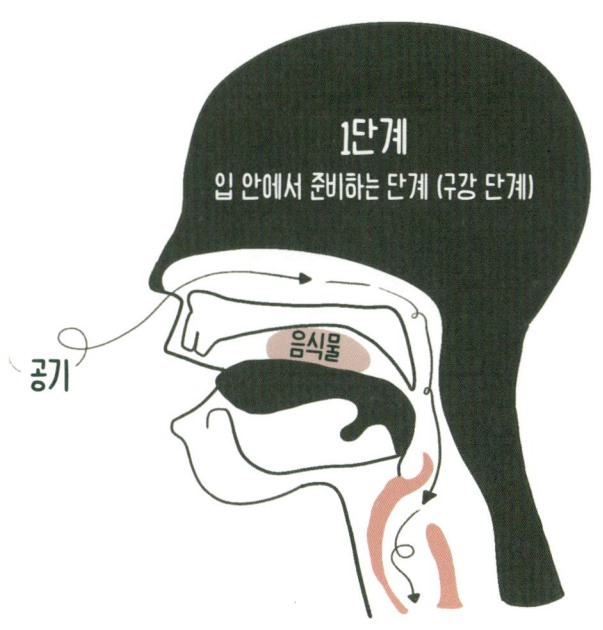

1단계
입 안에서 준비하는 단계 (구강 단계)

음식물

공기

　　음식은 먼저 입 안에서 잘게 씹고, 침과 섞여 부드럽게 만들어져야 합니다. 이 과정을 통해 음식이 삼키기 좋은 크기와 상태로 준비되고, 혀의 움직임으로 음식이 목 뒤쪽으로 이동하게 됩니다. 예를 들어, 밥이나 고기처럼 씹어야 하는 음식(고형식)은 바로 삼키는 것이 아니라, 입 안에서 충분히 씹고 침과 섞은 후에 넘겨야 부드럽게 삼킬 수 있습니다.

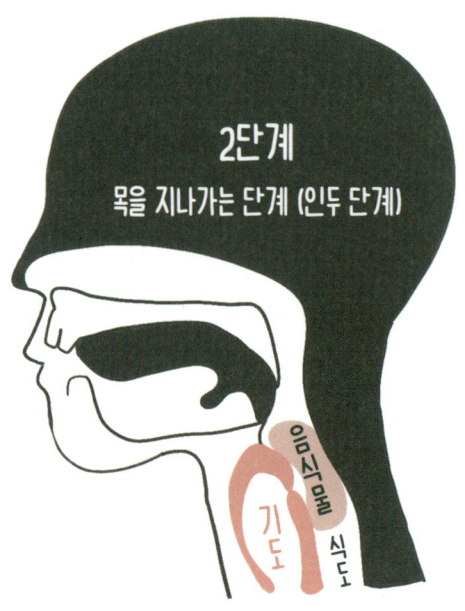

2단계
목을 지나가는 단계 (인두 단계)

음식물

기도

식도

음식이 목을 지날 때는, 숨 쉬는 길(기도)과 음식을 넘기는 길(식도)이 나뉘어 있어요. 이때 음식이 잘못해서 기도로 들어가지 않도록, 우리 몸은 자동으로 기도를 막아 주는 반응을 보입니다. 이것을 '꿀꺽' 삼키는 '삼킴 반사작용'이라고 합니다. 이 반사작용은 목 안쪽 근육들이 함께 움직이면서 음식이 올바른 길인 식도로 잘 넘어가도록 도와주는 역할을 합니다.

우리가 음식을 잘못 삼키면 사레가 걸리는 경험을 하게 됩니다. 이건 음식이 기도로 들어가는 걸 막는 방어 반응입니다. 즉, 사레는 삼킴 반사작용이 잘 일어나지 않았을 때 생기는 현상입니다.

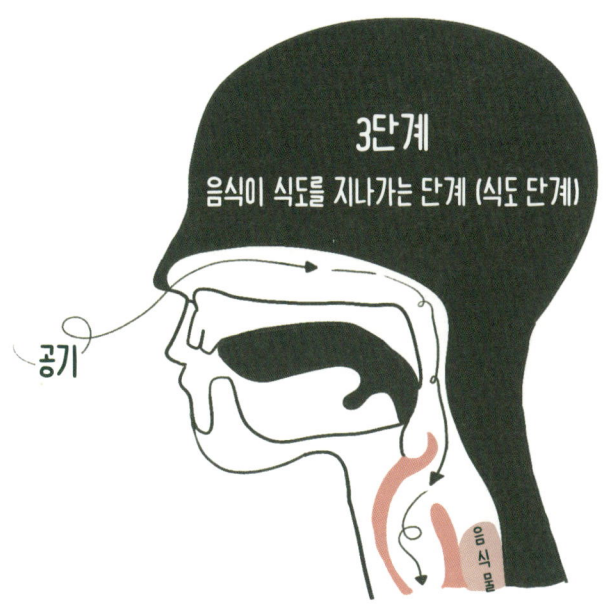

공기

3단계
음식이 식도를 지나가는 단계 (식도 단계)

음식 물

　음식이 식도로 들어간 뒤에는 식도의 근육이 부드럽게 움직이며 음식물을 아래쪽으로 밀어 줍니다. 이렇게 음식은 식도의 끝에 도달하면 삼킴 과정이 마무리되며, 이어서 음식이 위장까지 천천히 이동합니다. 이 모든 과정은 우리가 의식하지 않아도 자동으로 순서대로 이루어지며, 각 단계가 잘 작동해야 편안하게 식사할 수 있습니다.

04
삼킴장애의 원인과 결과

첫째, **마비가 오거나 근육의 힘이 떨어지는 등 운동기능이 약해지는 것이 삼킴장애의 원인**이 될 수 있습니다. 그렇게 되면 (1) 치매로 인해 구강 위생(양치, 물 마시기 등)이 저하되어 치아 건강이 나빠져 식사가 어려워집니다. (2) 미각과 후각이 약해지면서 입맛이 떨어지고, 그로 인해 음식을 입에 넣어 줘도 삼키지 않고 물고 있을 때가 있습니다. (3) 신체 활동이 줄어들고, 누워 있는 시간이 길어지면서 역류성 식도염의 위험성이 높아집니다. (4) 몸의 힘이 전반적으로 줄어들면서, 삼키는 데 쓰이는 근육도 약해질 수 있습니다. 그 결과 사레에 걸려도 기침을 세게 하지 못해, 기도로 잘못 들어간 음식물을 밖으로 뱉어 내기가 어려워집니다.

두 번째로는 **인지-행동에 어려움이 생기는 것이 삼킴장애의 원인**이 될 수 있습니다. 이럴 경우에는 (1) 식사를 해야 한다는 사실을 잊기도 합니다. (2) 주의력이 저하되거나 안절부절못하며 충분한 양을 먹지 못 합니다. (3) 급하게 먹거나 식탐을 보이거나 식성이 변해서 한 가지 음식만 먹기도 합니다. (4) 식탁 위에 음식을 못 알아보거나 한쪽에 있는 음식만 먹을 수 있습니다. (5) 의식이 저하되어 식사를 하기 어려운 상태가 되기도 합니다.

200

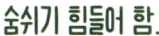

삼킴장애의 증상

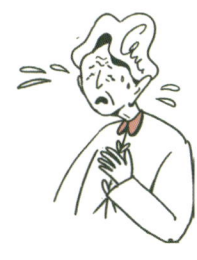
말이 어눌하거나 목소리가 갑자기 탁해짐.

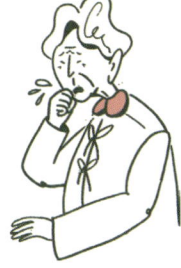
숨쉬기 힘들어 함.

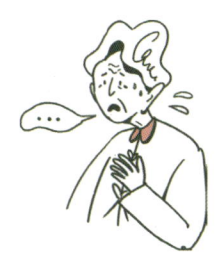
잦은 기침이나 사레들림.

치매 환자는 음식을 삼키는 데 어려움이 있을 수 있습니다. 특히 식사 중 음식이 기도로 잘못 들어가면, 흡인성 폐렴이나 질식 사고로 이어질 수 있어요. 이런 위험한 상황을 막기 위해서는 조기에 이상 징후를 알아차리고, 적절히 대응하는 것이 중요합니다.

이런 증상을 보이면 삼킴이 곤란할 수 있어요.

(1) 음식을 먹다가 갑자기 기침을 심하게 하거나, 사레가 자주 들림.

(2) 입에 음식을 머금고 삼키지 못함. (입에 고인 음식을 넘기지 못하고 침을 계속 흘릴 때는 삼킴에 어려움이 있다는 신호일 수 있어요.)

(3) 말이 어눌하거나, 목소리가 갑자기 탁해짐.

(4) 숨을 쉬기 힘들어 하거나, 얼굴이 빨개지거나 창백해짐.

(5) 고개를 숙이고 침을 계속 흘리는 경우 또한 위험 신호.

부분적으로 질식된 경우

※ 공기가 일부는 통과하고, 환자가 스스로 기침 가능한 상태.

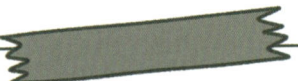

1. 숨을 쉴 때 쌕쌕거리는 소리가 남

▸ 스스로 기침하도록 격려하세요!
"기침을 계속해 보세요" "잘하고 있어요"와 같이 말해 주세요.

2. 기침을 계속하려고 하는 모습

▸ 등을 살짝 두드려 기침을 유도할 수 있습니다.

3. 숨이 차고 답답해 함

▸ 이럴 때는 억지로 등을 세게 치거나 입에 손을 넣지 마세요.

4. 말은 할 수 있지만 불편해 보임

▸ 지속될 경우 바로 119에 연락하여 병원으로 이동합니다.
기도에 음식물이 남아 있을 수 있어 흡인 치료가 필요합니다.

완전히 질식된 경우

※ 공기가 전혀 통과하지 않고, 말이나 기침도 못하는 상태.

이렇게 되면 **매우 위급**한 상황입니다. 이런 상황일 경우 몇 초 혹은 수십 초 내에 의식을 잃고 쓰러질 수 있습니다.

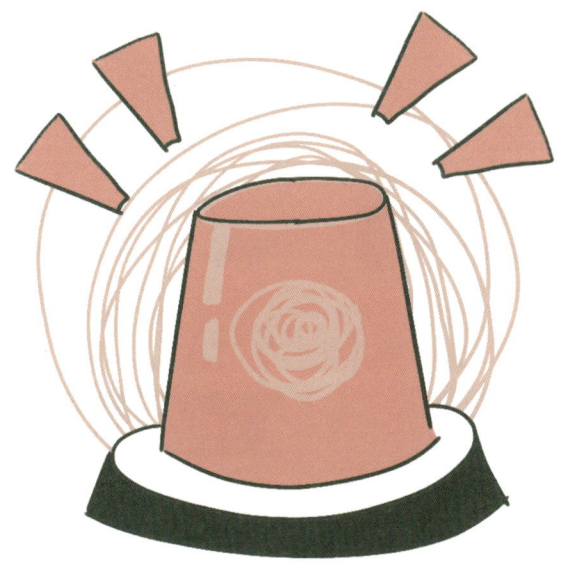

위급 상황

- 목을 움켜쥐며 괴로운 표정 / 기침이나 말이 전혀 나오지 않음.

- 입을 벌리고도 숨을 못 쉼, 얼굴이 점점 푸르게 변함.

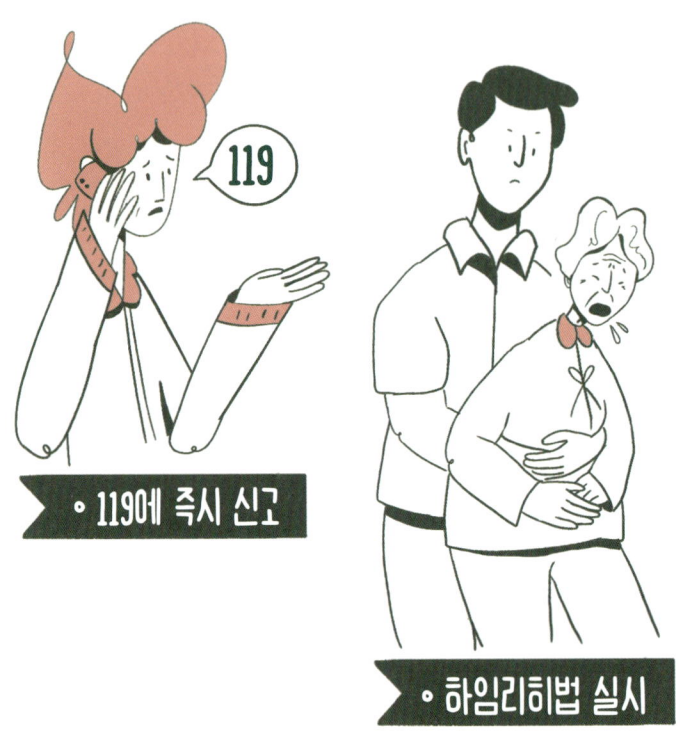

· 119에 즉시 신고

· 하임리히법 실시

질식이 의심된다면 즉시 119에 신고하세요. "치매 환자 질식 중입니다. 기침과 호흡이 불가능합니다."라고 정확히 상황을 설명해 주세요. 주변에 다른 사람이 있다면, 한 사람은 119에 신고하고, **다른 한 사람은 응급조치(하임리히법: 복부 밀어내기)를 시도하세요.** (자세한 내용은 대한심폐소생협회 기본 소생술 책이나 교육을 참고하세요.)

※ 꼭 기억하세요!

- 치매 환자는 말로 이상을 표현하기 어려우므로, 기침 · 헛기침 · 얼굴색 변화 · 숨소리 · 불편한 표정 등 비언어적 신호에 주의 깊게 반응해 주세요.

- 식사 중 말을 많이 하거나 급하게 먹는 경우 위험이 커져요. 환자가 천천히, 한 입씩 여유 있게 먹을 수 있도록 옆에서 도와주세요.

- 삼킴장애가 반복된다면 전문가와 상의하세요. 필요할 경우 음식의 농도·질감 조절이나 삼킴 재활 치료를 고려해 주세요.

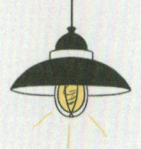

II - 삼킴장애 예방법

안전한 식사, 건강한 삶을 지키기 위한 준비

치매 환자에게 삼킴장애는 흔히 나타나는 문제 중 하나입니다. 처음에는 사소한 사례로 시작되지만, 반복되면 폐렴이나 질식과 같은 큰 위험으로 이어질 수 있어 보호자의 세심한 관찰과 대응이 매우 중요합니다.

이 장에서는 치매 환자의 삼킴기능을 보호하기 위해 식사 환경을 조정하고, 섭취 음식의 질감을 조절하며, 올바른 자세로 식사할 수 있도록 돕는 방법들을 구체적으로 소개합니다. 삼킴은 단순히 음식을 넘기는 행위가 아니라, 몸의 여러 기관이 조화롭게 움직이는 복잡한 과정입니다. 보호자는 이러한 과정을 이해하고, 작은 징후에도 민감하게 반응할 수 있어야 합니다.

이제, 치매 환자가 보다 안전하고 편안하게 식사할 수 있도록 도와주는 실천 전략들을 살펴보겠습니다.

섭취 음식 조절하기

아래 OX표를 참고하여, 삼킴장애 예방을 위해 환자에게 주는 음식을 조절해 보세요.

X

1. 가루 형태(미숫가루, 선식 등)로 된 음식

＊작은 조각으로 된 음식은 바람직하지만 가루처럼 흩어지는 음식은 안 돼요.

2. 너무 뜨거운 음식 혹은 실온 상태의 음식

3. 끈끈하여 점막에 달라붙는 음식 (입 천장에 달라붙는 음식)

4. 너무 묽은 액상 음식

O

1. 걸쭉하고 부드러운 음식

2. 입안에 덩어리를 형성하는 음식

3. 찬 음식

4. 적당한 점도가 있는 유동식

5. 액상 음식은 되직하게

★ 식사량이 적은 경우 소량씩 자주 섭취해 주세요. (1일 5~6회)

추천 음식 0

곡류	으깬 감자, 부드러운 빵(카스테라)
어육류	부드러운 육류 및 생선(찜류)
채소류	부드러운 채소(숙채류)
과일	부드러운 생과일(바나나), 통조림 과일, 푸딩

+ 대체 음식 : 뉴케어, 그린비아 등 영양 보충식

쉽게 삼킬 수 있는 부드럽고 촉촉한 음식이 좋습니다. 물보다 걸쭉한 액체가 삼키기 더 쉽습니다. 걸쭉하게 만든 수프나 스무디, 농도 조절된 주스 등을 활용해 보세요. 푸딩이나 퓌레 형태로 만든 음식은 삼키기 쉬워서 잘 맞습니다. 야채나 과일도 믹서기로 곱게 갈아 푸딩처럼 만들어 주면 좋습니다. 식사량이 적은 경우에는 하루에 나누어 일일 5~6회 적은 양으로 자주 먹는 것이 좋습니다. 또한 시중에 나와 있는 영양 보충용 대체식(예: 뉴케어, 그린비아 등)도 활용할 수 있습니다.

주의 음식

곡류	거친 잡곡류, 떡류, 딱딱한 빵(바게트 등), 크래커, 긴 면발
어육류	질긴 육류, 튀긴 고기
채소류	질긴 채소(고사리, 미역줄기 등)
과일	껍질 있는 과일, 말린 과일, 물기 많은 과일(방울토마토, 수박 등)

딱딱하거나 질긴 음식은 목에 걸리기 쉽기 때문에 주의해야 합니다. 특히 견과류, 사탕, 말린 과일은 작은 덩어리가 기도로 넘어갈 수 있어 위험하므로 피해야 합니다. 건조한 음식은 삼키기 어려우며, 갈라지기 쉬운 바게트나 말린 과일도 주의가 필요합니다. 질긴 채소 (고사리, 미역줄기 등)는 씹기 어려워 삼키기 힘듭니다.

작고 단단한 음식인 포도, 완두콩 등도 기도로 들어갈 위험이 있어 조심해야 합니다. 삼킬 때 잘 씹히지 않는 음식은 식사 중 사레를 유발할 수 있기 때문에, 삼키기 편한 음식으로 제공하는 것이 좋습니다.

02
식이 단계

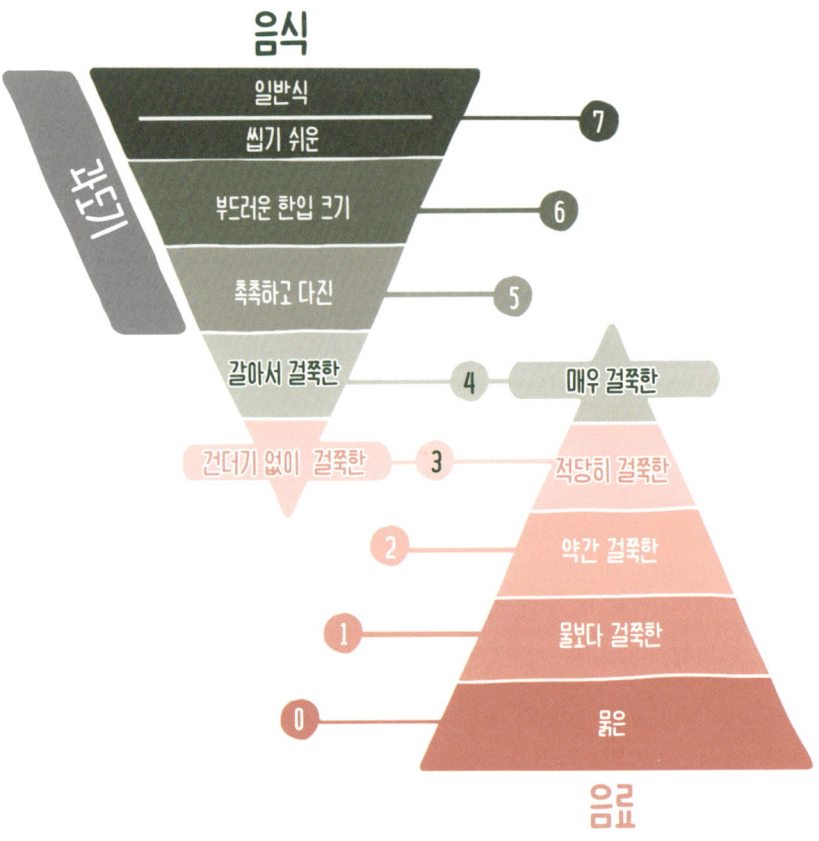

음식

일반식	7
씹기 쉬운	
부드러운 한입 크기	6
촉촉하고 다진	5
갈아서 걸쭉한	4 매우 걸쭉한
건더기 없이 걸쭉한	3 적당히 걸쭉한
	2 약간 걸쭉한
	1 물보다 걸쭉한
	0 묽은

경도

음료

※ 출처 : YouTube 「치매와 삼킴장애: 증상별 대처법」 (연세대학교 언어병리학협동과정 GeriComm_김향희 교수 연구팀)

※ 식이 조절은 반드시 의료기관의 전문가와 상담하길 바랍니다.

점도증진제

▶ 분말 캔, 스틱형 파우치 등 다양하게 나옵니다.
음식이나 물, 미음 등에 섞어서 사용합니다.

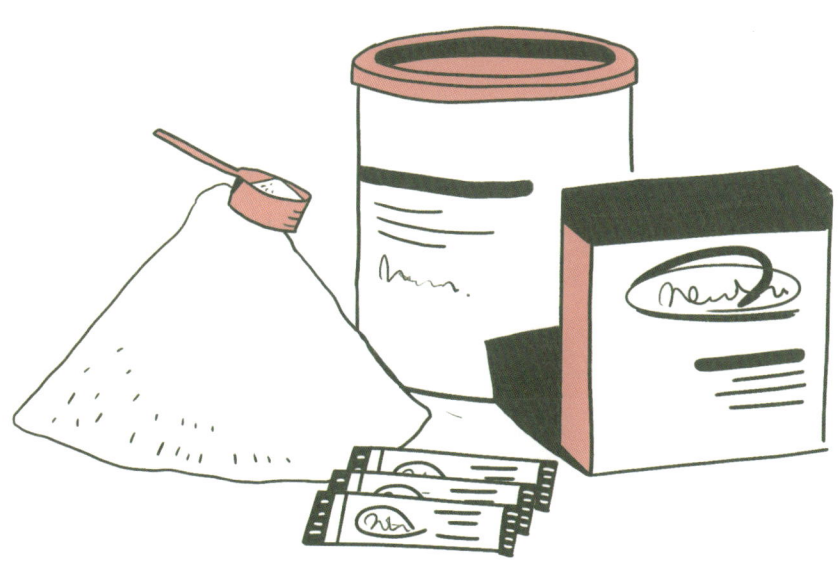

삼킴에 어려움이 있는 경우, 액체류의 음식을 그대로 삼키는 것이 위험할 수 있습니다. 점도증진제는 음식이나 음료의 질감을 조금 더 되직하게 만들어, 삼킬 때 천천히 넘어가도록 도와주는 제품입니다.

점도증진제는 언제 사용하나요?

음식이 너무 묽거나 미끄러워 기도로 잘못 넘어갈 위험이 있을 때나, 사레가 자주 걸리거나 삼킴이 느리고 불편한 경우에 사용합니다. 예를 들어, 약 복용 시 물 대신 요구르트나 점도증진제를 섞어 삼킴을 쉽게 할 수도 있습니다. 제품의 형태는 분말 캔, 스틱형 파우치 등 다양하게 나옵니다. 음식이나 물, 미음 등에 섞어서 사용하며, 제품에 따라 되직함의 정도(예: 1시기~3시기)가 다르니 사용법을 꼭 확인해 주세요.

성분은 어떤 걸로 만들어지나요?

전분 기반 제품은 점도가 빠르게 생기고 질감이 조금 더 뻣뻣하지만, 입 안에 남는 느낌이나 냄새가 있을 수 있어요. 반면 검(gum) 기반 제품은 삼킴이 더 부드럽고 맛이나 향이 덜합니다. (예: 잔탄검, 구아검 등)
※ 제품에 따라 성분이나 점도 차이가 있으니, 처음 사용할 땐 전문가와 상의하는 것이 좋습니다.

※ 꼭 기억하세요!

모든 환자에게 점도증진제가 필요한 건 아닙니다. 일부는 요플레나 부드러운 음식으로 약을 복용하는 게 더 나을 수 있어요. 일본에서는 껌을 씹는 힘이나 턱의 움직임을 점검하는 방법도 사용합니다. 색이 변하는 검사용 껌도 있답니다!

식사 시 올바른 자세

* 흡인이란?

음식물이나 침이 기도로 잘못 들어가 기침을 유발하는 현상입니다. 흔히 말하는 '사레'가 대표적인 흡인 증상이에요. 잦은 사레, 기침 없이 조용히 넘어가는 무증상 흡인은 삼킴장애를 의심할 수 있습니다.

식사 자세는 삼킴장애를 예방하는 중요한 기본입니다. 올바른 자세 조절만으로도 삼킴장애를 줄일 수 있어요. 특히 치매가 있거나 자세 조절이 어려운 경우, 조금만 자세가 흐트러져도 음식물이 기도로 넘어가 *흡인(사레) 위험이 높아집니다. 앉아 있을 때와 누워 있을 때 상황에 맞는 올바른 자세를 지키는 것이 중요합니다.

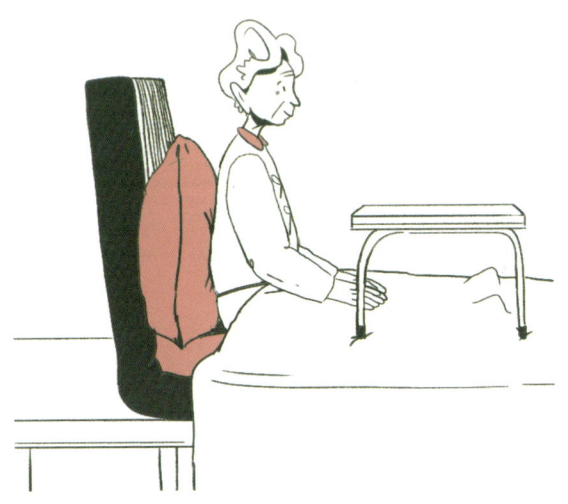

1. 침대에서 식사 시

(1) 침대 머리를 45~90도까지 올려 상체를 가능한 한 세워 주세요.
완전히 눕지 않도록 주의해 주세요.

(2) 등 뒤에 쿠션이나 베개를 넣어 상체를 지지해 주세요.

(3) 목을 뒤로 젖히지 않도록 주의하고, 고개가 옆으로 돌아가지 않게
해 주세요.

(4) 한쪽으로 누운 자세라면, 등을 받쳐 주는 쿠션으로 몸의 중심을 맞
춰 주세요. 음식물이 기도로 넘어가지 않도록 상체 정렬을 유지하
는 것이 중요합니다.

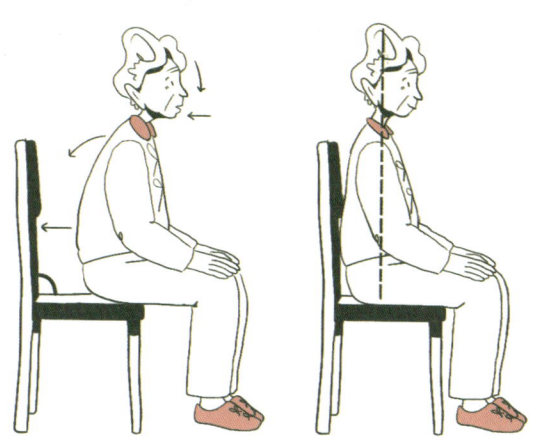

2. 의자에서 식사 시

(1) 엉덩이를 등받이에 붙이고, 허리를 90도로 곧게 세워 앉혀 주세요.

(2) 양발은 바닥에 단단히 딛고, 몸이 기울지 않게 균형을 잡아 주세요.

(3) 머리는 몸의 중심에 오도록 유지하며, 턱은 너무 들거나 숙이지 않도록 합니다.

(4) 고개는 살짝 아래를 향하게 해 주세요.

(5) 식사 후 최소 15~30분 간은 바로 눕히지 마세요.

※ 주의: 목 뒤에 쿠션을 괴거나, 머리가 꺾이는 자세는 삼킴을 방해하고, **흡인(사례)** 위험이 커집니다. 환자가 깨어 있는 동안은 가급적 누워 있지 않도록 해 주세요. **앉아만 있어도 목 근육이 활성화되고, 삼킴 기능에 도움이 됩니다.**

05
식사 시 자세 조절법

삼킴에 어려움이 있을 때, 앞의 그림과 같이 음식을 삼키기 전, 고개를 턱 쪽으로 살짝 숙이면 기도로 들어가는 것을 막는 데 도움이 됩니다. 하지만 이 자세는 모든 환자에게 적합한 것이라고 단정지을 수 없으므로, 반드시 삼킴 전문가와 상담을 통해 사용해야 합니다.

1. 고개 숙이기

– 이중턱으로 만드는 느낌으로 턱을 당겨 주세요.

– 이때 가슴을 앞으로 내밀지 않도록 주의하세요.

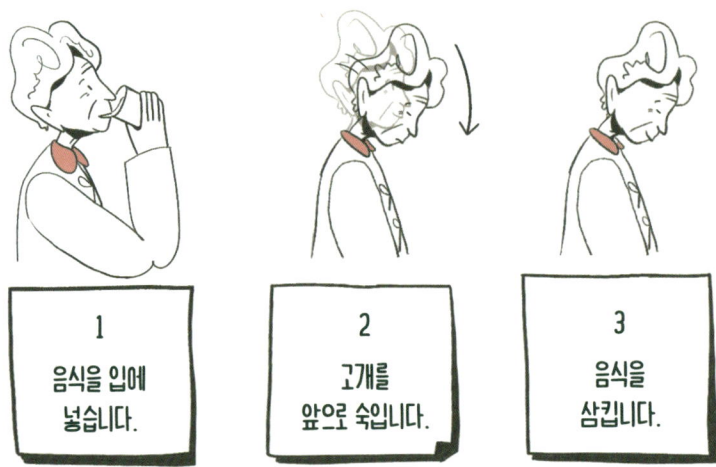

1	2	3
음식을 입에 넣습니다.	고개를 앞으로 숙입니다.	음식을 삼킵니다.

※ 꼭 기억하세요!

 삼킴에 대한 자세 조절은 치료 목적이 아닌 '식사 보조 전략'입니다. 즉, 삼킴기능을 직접 훈련하거나 개선하는 치료는 식사 시간 외에 따로 진행해야 합니다. 자세 변화가 필요하다고 느껴질 때는 **삼킴 재활 전문가**(의사, 언어재활사 등)의 평가를 받는 것이 중요합니다.

2. 고개 기울이기

– 고개를 건강한 쪽으로 기울여 주세요.

– 기울이는 쪽으로 음식물이 흐를 수 있도록 하세요.

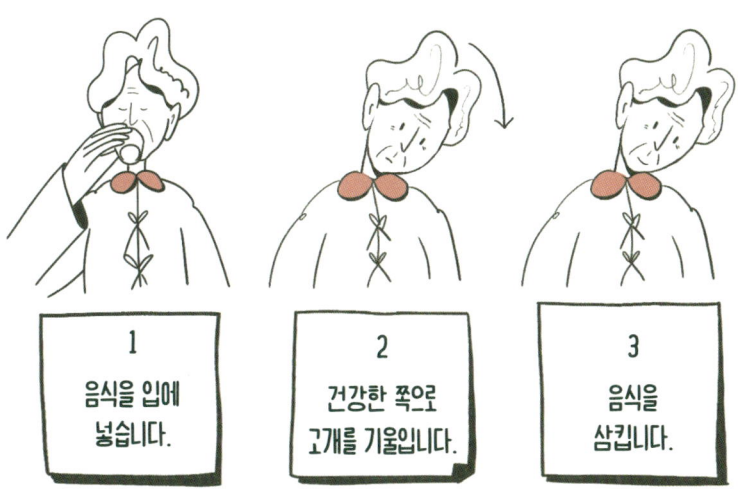

1	2	3
음식을 입에 넣습니다.	건강한 쪽으로 고개를 기울입니다.	음식을 삼킵니다.

06
식사 시 주의 사항

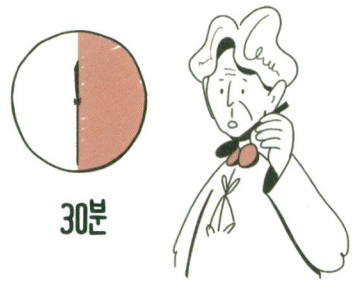

30분

(1) 소량씩 자주, 천천히 먹도록 하되 식사 시간이 30분을 넘지 않도록 조절해 주세요.

(2) 밥을 물이나 국에 말아서 섭취하지 않도록 해 주세요.

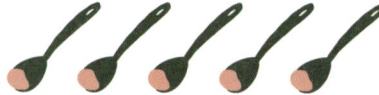

(3) 한 번에 소량씩 나누어 삼키도록 도와주세요.

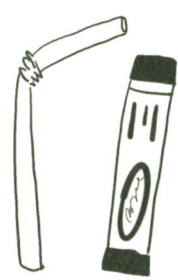

(4) 물을 마실 때는 빨대를 사용하거나 점도증진제를 사용하는 것이 좋습니다.

(5) 콧줄을 착용하고 계실 때, 딸꾹질을 많이 하는 경우, 숟가락으로 혀의 뒷부분을 꾹 눌러 주세요.

식사 후 주의 사항

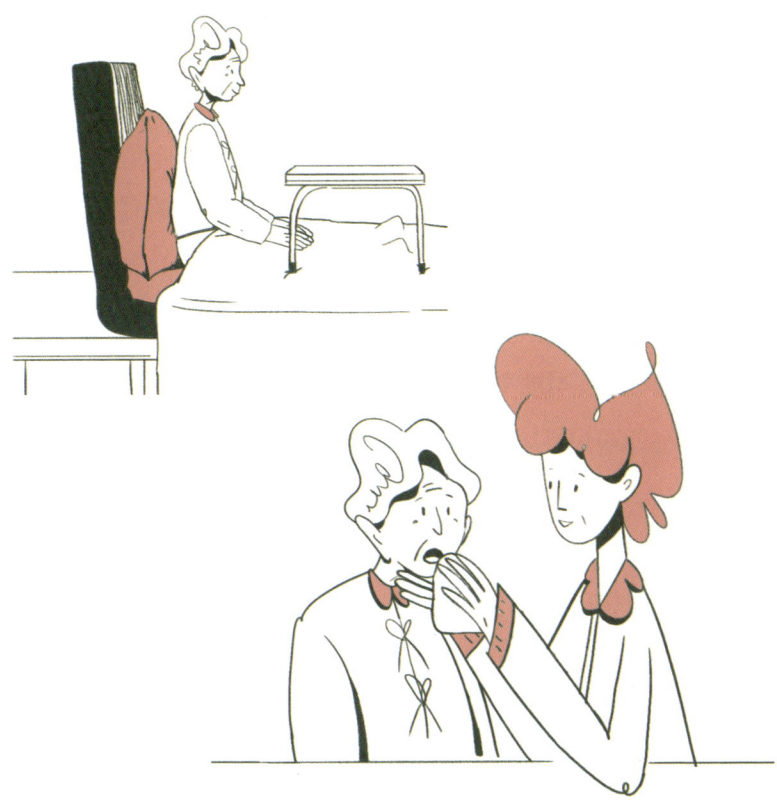

(1) 식사 후에는 바로 눕지 않고 20~30분 정도 상체를 세운 채로 앉아 소화 시간을 충분히 가져 주세요.

(2) 식사 후 입 안에 음식이 남아 있지 않은지 확인하고, 치아 · 잇몸 · 혀 · 볼을 깨끗하게 닦아 주세요.

더 알아가기

삼킴장애 Q&A

Q1. 알약을 삼킬 때는 어떻게 해야 하나요?

A1. 가루약으로 만들어 물에 타서 먹을 수 있도록 해 주세요.

알약을 먹다가 목에 걸릴 수 있어요. 알약을 가루로 만든 다음, 수저에 물과 섞어 삼킬 수 있도록 해 주세요.

A2. 걸쭉한 음식과 함께 먹을 수 있도록 해 주세요.(단, 의사나 약사와 상의하세요.)

물을 마실 때 사레에 걸린다면, 물 대신 걸쭉한 음식(예 : 요플레)과 함께 알약을 삼킬 수 있도록 해 주세요.

Q2. 물을 삼킬 때 사레에 걸리는데 어떻게 해야 하나요?

A1. 걸쭉한 음료를 주세요.

물처럼 묽은 액체는 사레에 걸릴 수 있어요. 물보다 걸쭉한 음료(예: 바나나 주스 등)로 수분을 섭취해 주세요.

A2. 도구를 사용해 주세요.

일반 컵은 양을 조절하기 어렵고, 고개를 뒤로 젖혀야 해서 사레 위험이 높아져요. 바른 자세로 도구(빨대컵, 일자빨대, 티스푼 등)를 사용해서 조금씩 마실 수 있도록 해 주세요.

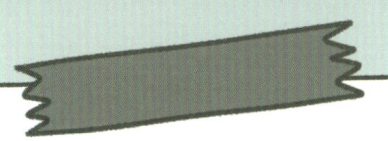

아래 YouTube QR코드를 스캔해 보세요!

저희가 제작한 '삼킴장애' 동영상 시리즈를 통해

'**삼킴장애**'에 대해 보다 깊이 이해할 수 있습니다!

치매와 삼킴장애
원인과 증상

치매와 삼킴장애
증상별 대처법

파킨슨병과 삼킴장애
원인과 증상

파킨슨병과 삼킴장애
증상별 대처법

MEMO

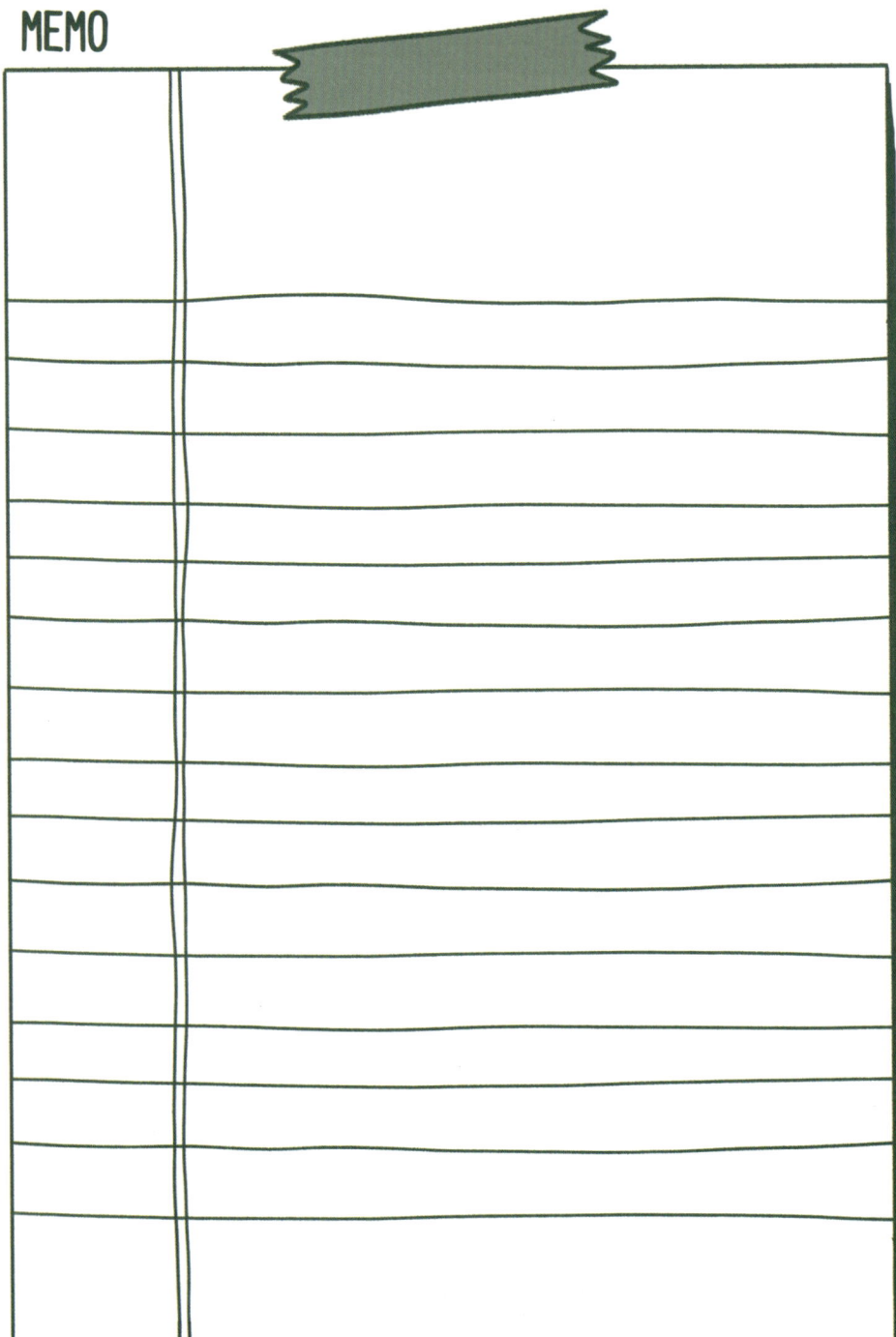

부록

전문 용어집

목록을 보고 한국어 뜻과 함께 용어의 약자를 검색하면 더 자세한 내용을 알아볼 수 있습니다.

약어	용어
BPSD	Behavioral and Psychological Symptoms of Dementia
AD	Alzheimer's disease
DLB	Dementia with Lewy bodies
PDD	Parkinson's disease dementia
VaD	Vascular dementia
FTD	Frontotemporal Dementia
bvFTD	Behavior variant Frontotemporal Dementia
lvFTD	Language variant Frontotemporal Dementia
svPPA	semantic variant Primary Progressive Aphasia
nfvPPA	non-fluent variant Primary Progressive Aphasia
PPA	Primary Progressive Aphasia
lvPPA	logopenic variant Primary Progressive Aphasia
AAC	Augmentative and Alternative Communication

참고문헌

[제1~3장]

Alzheimer's Association. (2016). 2016 Alzheimer's disease facts and figures. Alzheimer's & Dementia, 12(4), 1-80.

Bock, K., & Levelt, W. J. M. (1994). Language production: Grammatical encoding. In M. A. Gernsbacher (Ed.), Handbook of psycholinguistics (pp. 945-984). Academic Press.

Ellen M. Hickey, Michelle S. Bourgeois. (2022). 치매와 인지 - 의사소통. In 이미숙, 김수진 (Eds.), 인지-의사소통 특성: 치매 유형별 프로파일 (pp. 69-97). 학지사.

Jones, R. W. (1997). Dementia. Scottish Medical Journal, 42(5), 151-153. https://doi.org/10.1177/003693309704200505

Livingston, G., Huntley, J., Sommerlad, A., Ames, D., Ballard, C., Banerjee, S., ... & Mukadam, N. (2020). Dementia prevention, intervention, and care: 2020 report of the Lancet Commission. The Lancet, 396(10248), 413-446. https://doi.org/10.1016/S0140-6736(20)30367-6

Morris, L., Horne, M., McEvoy, P., & Williamson, T. (2018). Communication training interventions for family and professional carers of people living with dementia: A systematic review. Aging & Mental Health, 22(7), 863-880. https://doi.org/10.1080/13607863.2017.1399343

Pepper, A., & Dening, K. H. (2023). Dementia and communication. British Journal of Community Nursing, 28(12), 592-597. https://doi.org/10.12968/bjcn.2023.28.12.592

Royal College of Physicians. (2003). The dementias. Clinical Medicine, 3(5), 404-408. https://doi.org/10.7861/clinmedicine.3-5-404

Suarez-Gonzalez, A., Cassani, A., Gopalan, R., Stott, J., & Savage, S. (2021). When it is not primary progressive aphasia: A scoping review of spoken language impairment in other neurodegenerative dementias. Alzheimer's & Dementia: Translational Research & Clinical Interventions, 7, e12205. https://doi.org/10.1002/trc2.12205

Taylor, J. P., & Underwood, B. R. (2021). Alzheimer's disease. In T. Dening, A. Thomas, R. Stewart, & J.-P. Taylor (Eds.), Oxford textbook of old age psychiatry (3rd ed., pp. 443-478). Oxford University Press.

World Health Organization. (2019). Risk reduction of cognitive decline and dementia: WHO guidelines. https://www.who.int/publications/i/item/9789241550543

Zimmermann, P. G. G. (1998). Effective communication with patients with dementia. Journal of Emergency Nursing, 24(5), 412-415.

오병훈, 차경렬, 홍창형, & 김지혜. (2004). 한국판 Neuropsychiatric Inventory로 본 치매 단계에 따른 행동·정신 증상 특징. 신경정신의학회지, 43(5), 596-602.

이수미, & 이경희. (2018). 장기요양시설 요양보호사의 치매 노인과의 감정 표현 중심 의사소통 경험. 정신간호학회지, 27(3), 264-273. https://doi.org/10.12934/jkpmhn.2018.27.3.264

[제4장]
Alzheimer's Society. (2020). The progression and stages of dementia (Factsheet 458LP). https://www.alzheimers.org.uk/sites/default/files/2020-10/

The%20progression%20and%20stages%20of%20dementia.pdf

Bayles, K., McCullough, K., & Tomoeda, C. K. (2018). Cognitive-communication disorders of MCI and dementia: Definition, assessment, and clinical management. Plural Publishing.

Fried-Oken, M., Mooney, A., & Peters, B. (2015). Supporting communication for patients with neurodegenerative disease. NeuroRehabilitation, 37(1), 69-87.

Grossman, M. (2008). Language in dementia. In B. Stemmer & H. A. Whitaker (Eds.), Handbook of the neuroscience of language (pp. 279-287). Elsevier.

Hickey, E. M., & Bourgeois, M. S. (2022). 치매와 인지 - 의사소통. In 이미숙 & 김수진 (Eds.), 인지-의사소통 특성: 치매 유형별 프로파일 (pp. 69-97). 학지사.

Hydén, L. C., Ekström, A., & Majlesi, A. R. (2025). Communicative intentions and liminal signs in interaction with people living with late-stage dementia. Journal of Pragmatics, 237, 42-54.

Livingston, G., Huntley, J., Sommerlad, A., Ames, D., Ballard, C., Banerjee, S., ... & Mukadam, N. (2020). Dementia prevention, intervention, and care: 2020 report of the Lancet Commission. The Lancet, 396(10248), 413-446. https://doi.org/10.1016/S0140-6736(20)30367-6

Savundranayagam, M. Y., & Orange, J. B. (2014). Matched and mismatched appraisals of the effectiveness of communication strategies by family caregivers of persons with Alzheimer's disease. International Journal of Language & Communication Disorders, 49(1), 49-59.

고은. (2018). 알츠하이머 치매 노인의 화용언어 능력. 한국청각언어장애교육연구, 9(1), 63-78.

서혜경, & 최현주. (2010). 치매 환자와의 의사소통 문제에 대한 요양 인력들의 인식 조사. 언어치료 연구, 19(3), 1-18.

손은남. (2015). 치매의 의사소통 특성에 관한 연구. 언어치료 연구, 24(4), 113-123.

오병훈, 차경렬, 홍창형, & 김지혜. (2004). 한국판 Neuropsychiatric Inventory로 본 치매 단계에 따른 행동·정신 증상 특징. 신경정신의학회지, 43(5), 596-602.

장종식. (2017). 치매 단계별 일상생활 수행 능력의 차이 비교. 한국산학기술학회 논문지, 18(12), 557-563.

최강욱, 임정화, 정인철, & 이상룡. (2006). 치매단계 평가검사의 유용성과 연관성에 대한 임상연구: 청주 지역사회 치매 환자를 중심으로. 동의신경정신과학회지, 17(3), 11-19.

치매안심센터. (2018). 치매 가족교육 '헤아림'. 서울: 치매안심센터.

[제5장]
[알츠하이머 치매 (AD) 관련 문헌]

Glosser, G., Wiley, M. J., & Barnoski, E. J. (1998). Gestural communication in Alzheimer's disease. Journal of Clinical and Experimental Neuropsychology, 20(1), 1-13. https://doi.org/10.1076/jcen.20.1.1.1484

Murdoch, B. E., Chenery, H. J., Wilks, V., & Boyle, R. S. (1987). Language disorders in dementia of the Alzheimer type. Brain and Language, 31(1), 122-137.

Ortiz, K. Z., de Lira, J. O., Minett, T. S. C., & Bertolucci, P. H. F. (2021). Language impairment in the moderate stage of dementia due to Alzheimer's disease. Arquivos de Neuro-Psiquiatria, 79(4), 283-289. https://doi.org/10.1590/0004-282X-ANP-2020-0123

Tappen, R. M., Williams-Burgess, C., Edelstein, J., Touhy, T., & Fishman, S. (1997). Communicating with individuals with Alzheimer's disease: Examination of recommended strategies. Archives of Psychiatric Nursing, 11(5), 249-256. https://doi.org/10.1016/s0883-9417(97)80015-5

[루이소체 치매(DLB) 관련 문헌]
Bayles, K., McCullough, K., & Tomoeda, C. K. (2018). Cognitive-communication disorders of MCI and dementia: Definition, assessment, and clinical management. Plural Publishing.

McKeith, I. G., Dickson, D. W., Lowe, J., Emre, M., O'Brien, J. T., Feldman, H., ... & Yamada, M. (2005). Diagnosis and management of dementia with Lewy bodies: Third report of the DLB Consortium. Neurology, 65(12), 1863-1872.

Park, K. W., Kim, H. S., Cheon, S. M., Cha, J. K., Kim, S. H., & Kim, J. W. (2011). Dementia with Lewy bodies versus Alzheimer's disease and Parkinson's disease dementia: A comparison of cognitive profiles. Journal of Clinical Neurology (Seoul, Korea), 7(1), 19-24.

[파킨슨병 치매(PDD) 관련 문헌]
Cummings, J. L., Darkins, A., Mendez, M., Hill, M. A., & Benson, D. F. (1988). Alzheimer's disease and Parkinson's disease: Comparison of speech and language alterations. Neurology, 38(5), 680-680.

McNamara, P., Obler, L. K., Au, R., Durso, R., & Albert, M. L. (1992). Speech monitoring skills in Alzheimer's disease, Parkinson's disease, and normal aging. Brain and Language, 42(1), 38-51.

Pal, A., Pegwal, N., Kaur, S., Mehta, N., Behari, M., & Sharma, R. (2018). Deficit in specific cognitive domains associated with dementia in Parkinson's disease. Journal of Clinical Neuroscience, 57, 116-120.

Park, K. W., Kim, H. S., Cheon, S. M., Cha, J. K., Kim, S. H., & Kim, J. W. (2011). Dementia with Lewy bodies versus Alzheimer's disease and Parkinson's disease dementia: A comparison of cognitive profiles. Journal of Clinical Neurology (Seoul, Korea), 7(1), 19-24. (중복)

van der Steen, J. T., Lennaerts, H., Hommel, D., Augustijn, B., Groot, M., Hasselaar, J., Bloem, B. R., & Koopmans, R. T. C. M. (2019). Dementia and Parkinson's Disease: Similar and Divergent Challenges in Providing Palliative Care. Frontiers in neurology, 10, 54.

[전두측두엽 치매 (FTD) 및 원발진행실어증 (PPA) 관련 문헌]
Grossman, M. (2002). Frontotemporal dementia: A review. Journal of the International Neuropsychological Society, 8(4), 566-583.

Rousseaux, M., Sève, A., Vallet, M., Pasquier, F., & Mackowiak-Cordoliani, M. A. (2010). An analysis of communication in conversation in patients with dementia. Neuropsychologia, 48(13), 3884-3890.

[혈관성 치매 (VaD) 관련 문헌]
Bayles, K., McCullough, K., & Tomoeda, C. K. (2018). Cognitive-communication disorders of MCI and dementia: Definition, assessment, and clinical management. Plural Publishing.

Cummings, L. (2020). Language in dementia. Cambridge University Press.

Kawada, M., Tanaka, N., Yamaguchi, S., & Meguro, K. (2014). Observational assessment of communication disorders in vascular dementia patients with right hemisphere damage. Psychogeriatrics, 14(3), 143-151.

Peters, N., & Dichgans, M. (2010). Vaskuläre Demenz [Vascular dementia]. Der Nervenarzt, 81(10), 1245-1255. https://doi.org/10.1007/s00115-009-2848-4

Reilly, J. (2010). Cognition, language, and clinical pathological features of non-Alzheimer's dementias: An overview. Journal of Communication Disorders, 43(5), 438-452.

[제6장]

Ash, S., Moore, P., Antani, S., McCawley, G., Work, M., & Grossman, M. (2006). Trying to tell a tale: Discourse impairments in progressive aphasia and frontotemporal dementia. Neurology, 66(9), 1405-1413.

Gorno-Tempini, M. L., Hillis, A. E., Weintraub, S., Kertesz, A., Mendez, M.,Cappa, S. F., ... & Grossman, M. (2011). Classification of primary progressive aphasia and its variants. Neurology, 76(11), 1006-1014.

Harciarek, M., & Kertesz, A. (2011). Primary progressive aphasias and their contribution to the contemporary knowledge about the brain-language relationship. Neuropsychology Review, 21, 271-287.

Mesulam, M. M. (2001). Primary progressive aphasia. Annals of Neurology, 49(4), 425-432.

[제7장]

Bourgeois, M. S., Dijkstra, K., Burgio, L. D., & Allen, R. S. (2004). Communication skills training for nursing aides of residents with dementia: The impact of measuring performance. Clinical Gerontologist, 27(1-2), 119-138.

Broughton, M., Smith, E. R., Baker, R., Angwin, A. J., Pachana, N. A., Copland, D. A., ... & Chenery, H. J. (2011). Evaluation of a caregiver education program to support memory and communication in dementia: A controlled pretest-posttest study with nursing home staff. International Journal of Nursing Studies, 48(11), 1436-1444.

Egan, M., Bérubé, D., Racine, G., Leonard, C., & Rochon, E. (2010). Methods to enhance verbal communication between individuals with Alzheimer's disease and their formal and informal caregivers: A systematic review. International Journal of Alzheimer's Disease, 2010(1), 906818.

Eggenberger, E., Heimerl, K., & Bennett, M. I. (2013). Communication skills training in dementia care: A systematic review of effectiveness, training content, and didactic methods in different care settings. International Psychogeriatrics, 25(3), 345-358.

Fried-Oken, M., Mooney, A., & Peters, B. (2015). Supporting communication for patients with neurodegenerative disease. NeuroRehabilitation, 37(1), 69-87.

Haberstroh, J., Neumeyer, K., Krause, K., Franzmann, J., & Pantel, J. (2011). TANDEM: Communication training for informal caregivers of people with dementia. Aging & Mental Health, 15(3), 405-413.

Haberstroh, J., Neumeyer, K., Schmitz, B., Perels, F., & Pantel, J. (2006). Communication training for family caregivers of dementia patients:

Entwicklung, Durchführung und Evaluation eines Kommunikations-Trainings für pflegende Angehörige von Demenzpatienten. Zeitschrift für Gerontologie und Geriatrie, 39, 358-364.

Mason-Baughman, M. B., & Lander, A. (2012). Communication strategy training for caregivers of individuals with dementia. Perspectives on Gerontology, 17(3), 78-83.

McKillop, J., & Petrini, C. (2011). Communicating with people with dementia. Annali dell'Istituto Superiore di Sanità, 47, 333-336.

Mooney, A., Beale, N., & Fried-Oken, M. (2018, July). Group communication treatment for individuals with PPA and their partners. Seminars in Speech and Language, 39(3), 257-269.

Nguyen, H., Terry, D., Phan, H., Vickers, J., & McInerney, F. (2019). Communication training and its effects on carer and care-receiver outcomes in dementia settings: A systematic review. Journal of Clinical Nursing, 28(7-8), 1050-1069.

O'Rourke, A., Power, E., O'Halloran, R., & Rietdijk, R. (2018). Common and distinct components of communication partner training programmes in stroke, traumatic brain injury and dementia. International Journal of Language & Communication Disorders, 53(6), 1150-1168.

Pepper, A., & Dening, K. H. (2023). Dementia and communication. British Journal of Community Nursing, 28(12), 592-597.

Ripich, D. N., Wykle, M. A. Y., & Niles, S. (1995). Alzheimer's disease caregivers: The FOCUSED program. Geriatric Nursing, 16(1), 15-19.

Rousseaux, M., Sève, A., Vallet, M., Pasquier, F., & Mackowiak-Cordoliani, M. A. (2010). An analysis of communication in conversation in patients with dementia. Neuropsychologia, 48(13), 3884-3890.

Savundranayagam, M. Y., & Moore-Nielsen, K. (2015). Language-based communication strategies that support person-centered communication with persons with dementia. International Psychogeriatrics, 27(10), 1707-1718.

Small, J. A., Geldart, K., & Gutman, G. (2000). Communication between individuals with dementia and their caregivers during activities of daily living. American Journal of Alzheimer's Disease & Other Dementias®, 15(5), 291-302.

Small, J. A., & Gutman, G. (2002). Recommended and reported use of communication strategies in Alzheimer caregiving. Alzheimer Disease & Associated Disorders, 16(4), 270-278.

Small, J. A., Gutman, G., Makela, S., & Hillhouse, B. (2003). Effectiveness of communication strategies used by caregivers of persons with Alzheimer's disease during activities of daily living. Journal of Speech, Language, and Hearing Research, 46(2), 353-36.

Smith, E. R., Broughton, M., Baker, R., Pachana, N. A., Angwin, A. J., Humphreys, M. S., ... & Chenery, H. J. (2011). Memory and communication support in dementia: Research-based strategies for caregivers. International Psychogeriatrics, 23(2), 256-263.

Subramaniam, P., Thillainathan, P., Mat Ghani, N. A., & Sharma, S. (2023). Life Story Book to enhance communication in persons with dementia: A systematic review of reviews. PLOS ONE, 18(10), e0291620.

Swan, K., Hopper, M., Wenke, R., Jackson, C., Till, T., & Conway, E. (2018).

Speech-language pathologist interventions for communication in moderate-severe dementia: A systematic review. American Journal of Speech-Language Pathology, 27(2), 836-852.

Tappen, R. M., Williams-Burgess, C., Edelstein, J., Touhy, T., & Fishman, S. (1997). Communicating with individuals with Alzheimer's disease: Examination of recommended strategies. Archives of Psychiatric Nursing, 11(5), 249-256.

Vasse, E., Vernooij-Dassen, M., Spijker, A., Rikkert, M. O., & Koopmans, R. (2010). A systematic review of communication strategies for people with dementia in residential and nursing homes. International Psychogeriatrics, 22(2), 189-200.

Wang, J. J., Hu, C. J., & Cheng, W. Y. (2011). Dementia patients: Effective communication strategies. Hu Li Za Zhi: The Journal of Nursing, 58(1), 85-90.

Wilson, R., Rochon, E., Mihailidis, A., Leonard, C., Lim, M., & Cole, A. (2007). Examining effective communication strategies used by formal caregivers when interacting with Alzheimer's disease residents during an activity of daily living (ADL). Brain and Language, 103(1-2), 199-200.

Wilson, R., Rochon, E., Mihailidis, A., & Leonard, C. (2012). Examining success of communication strategies used by formal caregivers assisting individuals with Alzheimer's disease during an activity of daily living. Journal of Speech, Language, and Hearing Research, 55(2), 328-341.

[제8장]
GeriComm. (n.d.). GeriComm: 고령자의 소통과 돌봄을 위한 채널 [YouTube channel]. YouTube. https://www.youtube.com/@gericomm1946

Hickey, E. M., & Bourgeois, M. S. (2022). 치매와 인지 - 의사소통. In 이미숙 & 김수진 (Eds.), 인지-의사소통 특성: 치매 유형별 프로파일 (pp. 69-97). 학지사.

Kim, H., & Lee, J. (2016). Research trends of thickened diet for dysphagia patients. Food Industry and Nutrition, 21(2), 32-35.

Park, J. W., Oh, G. R., & Park, Y. S. (2012). Comparison of the thickeners used in dysphagia treatment. Journal of the Korean Dysphagia Society, 2(2), 67-72.

Silbergleit, A. K., Schultz, L., Jacobson, B. H., Beardsley, T., & Johnson, A. F. (2012). The Dysphagia Handicap Index: Development and validation. Dysphagia, 27(1), 46-52. https://doi.org/10.1007/s00455-011-9336-2

The International Dysphagia Diet Standardisation Initiative. (2019). The IDDSI framework. https://www.iddsi.org/standards/framework

김향희, & 김가영. (2020). Validation of the 15-item Brief Inventory of Swallowing Ability (BISA-15) for older adults based on a Rasch analysis. Communication Sciences and Disorders, 25(2), 489-498.

대한심폐소생협회. (2022). 기본소생술(KBLS) 교재: 일반인 심폐소생술 교육용 (최종판). 서울: 대한심폐소생협회.

박진우, 오금례, & 박예슬. (2012). 연하장애 치료에 사용되는 점도증진제의 상호 비교. 대한연하장애학회지, 2(2), 67-72.

손영수. (2020). 치매의 종류별 연하장애 특성과 중재 방법에 대한 고찰. 연하재활, 3(1), 11-21.

우희순. (2018). 전두측두엽 치매로 인한 삼킴과 식이의 변화. Swallowing Rehabilitation, 1(1), 7-14.

이주강. (2016). 치매 환자에서의 연하장애. 대한연하장애학회지, 6(2), 66-69.

최귀정. (2022). 연하장애 환자를 위한 물성 조절식의 IDDSI 기준 단계 분류. [박사학위 논문, 한양대학교 대학원]. 서울.

언어치료 전문가가 알려 주는
치매 환자와 보호자를 위한 대화법

초판 1쇄 발행_ 2026년 2월 9일

지은이_ 이예지, 김향희, 예병석
그림/편집_ 장현정

펴낸이_ 이영란
펴낸곳_ 도서출판 세용

ISBN_ 978-89-93196-63-4 (03510)
등록_ 2003.09.17 | 제 300-2003-3
전화_ 031)717-6798
팩스_ 031)717-6799
경기도 성남시 분당구 금곡로263, 508-801

seyongbook@naver.com